자기비판 극복을 위한
마음챙김 수업

『The Inner Critic Workbook』

Copyrights ⓒ 2025 by Shawn Costello Whooley and Holly Yates

All rights reserved.

No part of this book may be used or reproduced in any manner whatever without written permission except in the case of brief quotations embodied in critical articles or reviews.

Korean Translation Copyright ⓒ 2025 by SJW International

Korean edition is published by arrangement with New Harbinger Publications through BC Agency, Seoul

이 책의 한국어판 저작권은 BC에이전시를 통해
저작권자와 독점계약한 (주)SJW International에 있습니다.
저작권법에 의해 한국 내에서 보호를 받는 저작물이므로 무단전재와 복제를 금합니다.

열심히 살아도 불안한 당신을 위한 행복 워크북

자기비판 극복을 위한 마음챙김 수업

The Inner Critic Workbook

Shawn Costello Whooley & Holly Yates
숀 코스텔로 훌리·홀리 예이츠 지음
성세희 옮김

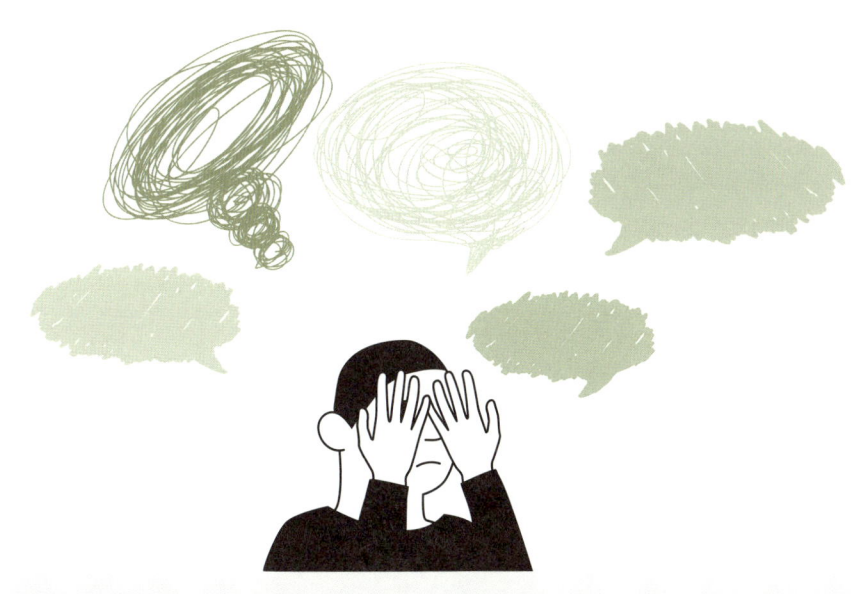

시원
북스

일러두기

본문의 띄어쓰기는 국립국어원 한글 맞춤법을 따랐으나,
몇몇 경우는 의미적 단위 및 관용적 표현을 참고했습니다.

아름다운 영혼의 소유자, 리앤 해리스 Leann Harris에게 이 책을 바칩니다.

"그냥 빨리 책을 쓰라"는 그녀의 단순명료한 권유가 우리에게 필요했던 결정적 자극이 되었습니다.

사랑하는 리앤, 당신의 목소리는 우리의 귓가에, 당신의 아름다운 영혼은 우리의 가슴에 살아 있어요.

고맙습니다.

"이 워크북은 심한 수치심이나 자기비판으로 고통받는 사람들을 위한 귀중한 자원이다. 단독으로 사용하든 치료와 병행하든 이 워크북은 자기 친절을 기를 수 있도록 고안된 실용적이고 통찰력 있는 연습하기와 도구들로 독자들을 안내한다. 단순히 과학적 근거에 기반한 안내를 넘어, 내면의 자기비판자와 투쟁하고 있는 모든 이들에게 든든한 동반자가 될 것이다."

— 제나 르준Jenna LeJeune 박사. 공인 심리학자, 포틀랜드 심리 치료 클리닉, 연구 및 훈련 센터 대표, 『치료에서 다루는 가치(Values in Therapy)』의 공동 저자

"가혹한 내적 비판자는 우리가 원하는 삶을 가꾸려는 노력을 무너뜨릴 수 있다. 이 책이 그 부분에 도움을 줄 수 있다. 명료하고 통찰력이 풍부하며 대단히 유용한 이 책을 통해, 손과 홀리는 그 가혹한 목소리가 어디에서 비롯되는지 파악하도록 돕고, 그 목소리를 유익하고 자비로운 내적 목소리로 대체하도록 가르쳐 준다."

— 러셀 콜츠Russell Kolts 박사. 이스턴 워싱턴 대학교 심리학과 교수, 『자비 중심 치료 쉽게 시작하기(CFT Made Simple)』와 『분노 다루기 워크북(The Anger Workbook)』의 저자

"이런 워크북을 오랫동안 기다려 왔는데 이 책은 완전 대성공이다! 자기비판의 뿌리를 깊이 파고들어 내담자가 내적 비판자를 이해하도록 돕고, 자기자비를 키우는 단계별 접근법을 제공한다. 흥미로운 연습과 실용적인 도구들로 가득한 이 워크북은 치료자와 내담자 모두에게 실제로 지속되는 변화에 필요한 모든 것을 제공하는 완벽한 동반자이다."

— 브라이언 필레키Brian Pilecki 박사. 임상 심리학자, 환각 연구자, 『수용 전념 치료로 실천하는 불안 노출 치료(ACT-Informed Exposure for Anxiety)』의 저자

"'너 자신이 최악의 비판가다'라는 말은 우리가 공유하는 인간의 경험 속에서 흔히 듣는 말이다. 『자기비판 극복을 위한 마음챙김 수업』을 통해서 손과 홀리는 깊이 공유했던 지혜를 드러내어 내적 고통을 변화

의 성장으로 바꾸는 확실한 길을 보여 준다. 당신은 이 원칙들을 실천함으로써, 이 과정을 열정적으로 실천하면서 깊은 전문적 통찰을 갖게 된 두 저자의 든든한 손길 속에 있게 된다."

– 그랜트 듀어Grant Dewar 박사. 라이프 코치, 『자기 용서 워크북(The Self-Forgiveness Workbook)』의 저자

"당신 자신과 내면의 생각을 깊이 이해할 준비가 되었는가? 이 아름다운 워크북이 당신에게 지식을 전하고 용기를 북돋으며 삶을 변화시킬 것이다. 진지하게 실천한다면 당신은 분명 달라질 것이다. 꼭 도전해 보시길!"

– 질 스토다드Jill Stoddard 박사. 『임포스터 증후군 벗어나기(Imposter No More)』, 『강해지기 연습(Be Mighty)』, 『수용 전념 치료 은유 대사전(The Big Book of ACT Metaphors)』의 저자

"숀과 홀리는 삶의 활력을 앗아 가는 비판적인 내면의 목소리를 누그러뜨리고, 자신을 향한 부드럽고 온화한 태도를 간직하며 번영으로 나아가는 길을 찾는, 아름답고 인격적이며 유용한 안내서를 완성했다. 자신이 기대에 부합하거나 충분하다고 느끼지 않거나, 타인에게 베푸는 부드러움과 따뜻함을 자신에게 건네지 못하는 사람에게 이 책을 추천한다."

– 매튜 D. 스킨타Matthew D. Skinta 박사. 루즈벨트 대학교 심리학 부교수, 『성소수자를 위한 맥락주의 행동 치료 (Contextual Behavior Therapy for Sexual and Gender Minority Clients)』의 저자

"이 워크북은 자신에게 가혹한 사람에게 전하는 선물이다. 『자기비판 극복을 위한 마음챙김 수업』은 자비로우면서도 매우 실용적이며, 과학적으로 입증된 연습을 통해 자기 자신과 더 친절한 관계를 맺도록 도와준다. 자기비판으로 힘들어하는 모든 이에게 강력히 추천하는 책!"

– 제이슨 루오마Jason Luoma 박사. 수치심과 자비 전문 과학자, Portland Psychotherapy 대표, 『수용 전념 치료 배우기(Learning ACT)』와 『치료에서 다루는 가치(Values in Therapy)』의 저자

목차

감사의 글 … 11
서문 … 12
도입 … 14

1장 인간은 왜 자신에게 가혹할까? … 19
2장 비판적 목소리는 정말 도움이 될까? … 53
3장 내적 비판자가 고통의 악순환을 만든다 … 77
4장 비판자를 잠재우는 자기자비의 힘 … 93
5장 비판자의 영향 관찰하기 … 121
6장 비판자의 말보다 중요한 것 … 143
7장 자비의 행동에 전념을 … 161
8장 자비가 쉽지 않을 때의 대처법 … 179

독자 여러분께 … 191
참고 문헌 … 192

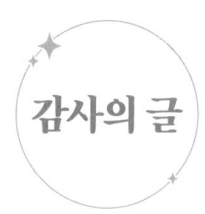

감사의 글

깊은 감사의 마음을 함께 전합니다.

먼저 서로에게. 이 워크북을 함께 쓰는 동안 우리의 접근 방식은 달라도 목소리는 하나라는 것을 깨달았죠. 우리는 서로의 스승입니다. 서로에게 건네는 자비와 사랑은 가장 고통스러운 내면의 서사를 이겨냈어요. 사랑해요! 엄청난 모험을 우리 둘이서 해냈어요.

우리 가족들, 브라이언Brian, 데니Danny, 빌Bill, 리엄Liam, 콜린Collin, 그리고 라일리Riley에게. 글을 쓸 수 있다는 여러분의 단단한 믿음을 남김없이 받았습니다. 조건 없는 지지를 보내 주신 것에 무한한 감사의 마음을 전합니다.

우리의 스승과 멘토, 메이비스 차이Mavis Tsai와 손야 배튼Sonja Batten께. 헤아릴 수 없는 지도와 우정에 감사드립니다.

우리 편집팀에게. 인내심 넘치는 안내를 해 준 제스 오브라이언Jess O'Brien과 빅라지 길Vicraj Gill, 우리 워크숍에 오셔서 좋아해 주시고 이 책을 쓰도록 인도해 주신 매트 맥케이Matt Mckay, 그리고 따뜻한 손길로 마지막을 멋지게 장식해 주신 마리사 솔리스Marisa Solis께 진심 어린 감사를 드립니다.

우리 내담자분들. 수많은 눈물과 성찰의 시간을 통해 이 책에 기여해 주셔서 고맙습니다. 여러분과 나란히 걸으며 여러분의 도움으로 '내적 비판자'를 잠재우는 이 작업을 마칠 수 있었어요. 특히 여러 사례예시의 기초 자료로 선뜻 자원해 주신 클레어Claire, 케이Kay, 멜리사Melissa, 그리고 알렉스Alex에게 특별한 감사의 인사를 드립니다.

그리고 마음으로 맺은 가족에게. 누군지 아시죠. 여러분이 없었다면 이 책은 존재하지 않았을 거예요. 여러분이 주신 조건도, 의심의 여지도 없는 지지와 사랑은 크고 작은 곳에서 우리를 지탱해 주었어요. 여러분은 자비와 애정 어린 훈육의 모범을 보여 주셨고, 매일 '내적 비판자'에게 자비를 건네게 도와주셨어요. 정말, 너무나 사랑합니다.

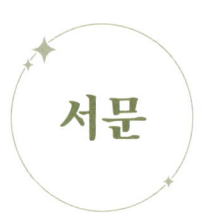

서문

 이 책을 펼치는 순간, 당신은 지금까지 접했던 그 어떤 것보다 체계적이고 통찰력 있는 '내적 비판자' 탐색의 여정을 시작하게 된다. 저자들은 수십 년에 걸쳐 내담자들의 삶을 돌봐 온 학자이자 임상가이며, 이 책의 내용을 자신의 삶 속에서 깊이 살아낸 사람들이다.

 이 책은 단순히 읽고 넘어가는 책이 아니다. 자기 인식과 자기자비의 중심으로 들어가는 몰입의 여정이다. 각 장은 감정과 행동을 지배해 온 내면의 이야기에 도전하고, 이야기를 재구성하도록 이끄는 강력한 연습들로 구성되어 있다. 누구에게나 익숙한 그 가혹한 내면의 목소리가 삶에서 진정으로 소중한 것들을 이루어 가도록 돕는 다정한 격려의 목소리로 바뀌는 장면을 상상해 보라.

 숀과 홀리는 전문성에 기반한 지식과 개인적인 체험을 하나로 묶어, 독자의 성장을 돕는 풍부한 자원을 만들어 낸다. 그들은 '내적 비판자'와 씨름했던 자신들의 경험을 숨김없이 드러냄으로써 이 여정에 진정성과 보편적 인간성을 더한다. 이 워크북은 단순한 안내서가 아니라, 자기 변화를 향한 여정에서 독자의 손을 잡아 주는 따뜻한 동반자이다.

 이 책에 구성된 정교한 연습들을 통해 독자는 자신의 '내적 비판자'가 어떻게 형성되었는지 살펴보고, 그것이 마음과 인간관계에 어떻게 영향을 미치는지 이해하며, 그 영향력을 다루는 전략들을 익히게 된다. 그 과정을 통해 독자는 자기비판을 자기자비로 전환하는 기술을 갖추게 되고, 이는 정서적 회복 탄력성과 충만한 삶으로 이어지게 될 것이다.

 이 워크북은 깊이 있는 자기 성장을 진정으로 원하는 사람들에게 보물 같은 자원이다. 단순한 자기계발서가 아니라 실천적 변화를 가능하게 하는 주체적 파트너인 것이다. 이 책의 내용을 진지하게 마주하고 참여하는 여정은 일반적인 독서의 범위를 훌쩍 뛰어넘는 변화의 경험이다. 이 책은 그저 도구를 제공하는 데 그치는 것이 아니라 삶 속에서 의미 있게 통합할 수 있는 지혜를 함께 전달한다. 구조화된 활동들은 강력하고 깊이 있는 자기 성찰을 유도하며, 자신을 바라보는 시선과 세상과 관계 맺는 방식을 근본적으로 바꾸는 기반이 된다.

열린 마음과 단단한 의지를 품고 이 여정을 시작하기 바란다. 이 워크북의 진정한 힘은 그 내용을 능동적으로 실천할 때 드러난다. 이 몰입적이고 풍성한 여정은 내면의 갈등을 줄이고 자존감을 높이며, 비판이 아닌 자비와 가치가 이끄는 삶을 살도록 인도한다.

이 책은 단순한 워크북이 아니라 깊은 통찰과 실천의 원천이며, 기쁨으로 가득한 삶, 고통이 덜한 삶으로 나아가는 가능성을 열어 준다. 페이지를 넘길 때마다 기억해야 할 것은, 이 책의 진짜 마법은 당신이 삶에 적용하는 '실천'에 있다는 사실이다.

– **메이비스 차이** Mavis Tsai **박사**
기능 분석 치료 공동 창시자
워싱턴 대학교 선임 연구원
Awareness, Courage & Love 글로벌 프로젝트 창립자

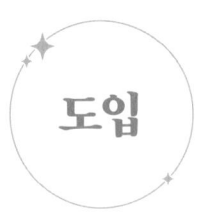

도입

휴우. 끊임없이 들려오는 거칠고 비판적인 내면의 목소리와 함께 살아간다는 것은 참으로 고된 일이다. 그 목소리는 우리의 실수를 지적하고, 타인과 비교하게 만들며, 잘못했거나 충분하지 않다고 몰아세운다. 우리는 끊임없이 '나는 충분하지 않다'는 느낌에 시달리게 되고, 결국에는 '나는 절대로 충분할 수 없다'는 결론에 이르게 된다. 그 목소리는 우리의 가치를 의심하게 만든다. 우리의 머릿속에서 끊임없이 이야기를 만들어 내고, 때로는 그것이 비판이 되며 심하면 자기혐오가 되기도 한다. 지금 이 글을 읽는 당신도 어쩌면 이와 같은 비판적인 내면의 목소리, 그 생각들과 이야기들로 힘들어하고 있을지도 모른다.

이 워크북에서는 우리를 아프게 하는 이 목소리를 '내적 비판자'라고 부르기로 한다. 이 목소리는 언제, 어디서, 어떻게 등장할까? 믿을 수 없이 강력한 이 목소리는 그 출처조차 알 수 없을 때가 많다. 이 목소리는 우리가 세상을 살아가는 방식을 방해하고, 우리를 그 자리에 주저앉게 만들며, 존재의 가치감을 앗아 간다. 더 깊고 의미 있는 관계를 맺으려는 능력을 가로막고, 다양한 방식으로 고통을 유발한다.

이 목소리와 그 이야기는 아마도 오랫동안 당신의 곁에 있었을 것이다. 어쩌면 도움이 되었던 적도 있을 것이다. 그러나 지금은 그렇지 않다. 만약 지금도 도움이 되고 있다면 당신이 이 책을 읽고 있을 리 없고, 우리 역시 이 책을 쓰지 않았을 것이다.

이 책에서는 내적 비판자가 어디에서 생겨나고, 어떻게 작동하며, 우리 삶에서 의미와 유대를 어떻게 방해하는지 탐색한다. 그리고 비판적인 자신을 향한 자비를 탐구하는 과정도 익힌다. 왜 자비가 그 목소리의 해독제인지, 또 자비를 통해 어떻게 내적 비판자와의 평화를 유지하는지도 이해하게 될 것이다. 책을 끝내고 나면 자기자비가 어떻게 작동하며 왜 효과가 있는지 알게 되고, 일상에서 자기자비를 실천하는 능력도 갖게 될 것이다.

많은 훌륭한 작가들과 교사들이 자기자비, 자기 용서, 자기 사랑에 관한 책을 썼다. 이는 자기자비에는 마법 같은 한 방이 없기 때문이다. 간단한 공식으로 모든 문제가 한 번에 해결되지 않는다. 자기자비는 배워 가는 과정이며, 그것을 삶에 적용하기 위해서는 인내심을 담은 꾸준한 실천이 필요하다. 노력 없이는 이뤄지지 않는다. 이것이 우리가 워크북이라는 체험형 여정을 만든 이유다.

내적 비판자에게 자비를 적용하면 마음이 열리기 시작한다. 우리는 크고 작은 방식으로 자신을 돌보는 법을 배우게 되고, 타인에게 주었던 친절함을 나 자신에게도 건넬 수 있게 된다. 그렇게 우리는 나 자신과 타인 모두와 깊은 유대를 맺게 된다. 그래서 이 워크북에서는 자기자비를 연습하고 연습하며 또 연습한다.

이 책이 탄생하게 된 이유 중 하나는 지극히 개인적인 것이다. 저자인 우리 두 사람은 오랫동안 내적 비판자에게 삶의 운전대를 맡겨 둔 채 살아왔다. 그러나 개인적이고 전문적인 작업을 통해 우리는 이 고통을 통과하고 이겨 낼 수 있는 기술과 도구를 개발하고 적용해 왔다. 이제는 우리가 배운 것들을 통해 당신의 고통을 줄이는 데 도움이 되려 한다. 우리와 우리가 만난 내담자들이 실제로 사용했던 이 도구들을 당신도 삶에 적용한다면 고통은 줄어들고 희망은 커질 것이라 믿는다.

전문가로서 우리는 임상 장면에서 이 워크북에 담긴 실천법의 효과를 입증하는 수많은 자료를 모아 왔다. 우리가 내담자들과 함께 적용해 온 치료적 개입들이 이 워크북에도 반영되어 있다. 자기 존중감을 키우고, 수치심을 줄이며, 유대를 높이고, 내적 비판자의 목소리를 잠재우는 실천. 이제 그 여정이 당신에게도 열린 것이다.

이 워크북의 타깃 독자

이 워크북은 자신을 바라보는 방식, 자신을 대하는 태도, 그리고 앞으로 자신을 대하는 방식에 의미 있고 지속적인 변화를 원하는 사람을 위한 것이다. 이 책은 지금까지 자신을 대했던 방식에서 벗어나, 자기자비와 주체성을 바탕으로 새로운 태도로 삶을 바라보는 방법을 제시한다. 바로 내적 비판자와 그 두려움이 '네가 할 수 있는 최대치'라고 말하는 좁은 삶이 아니라, 당신이 진정으로 원하는 삶을 향한 방향이다.

많은 사람들이 그렇듯 당신도 트라우마, 가족 관계의 어려움, 과거의 상처들을 품고 있을 것이다. 이런 경험들은 내적 비판자의 목소리를 키우고, 당신이 자신을 바라보는 방식에 영향을 주었을 수 있다. 그러나 고통스러웠던 경험이 앞으로 나아가는 발걸음까지 막을 필요는 없다. 이 워크북의 목적 중 하나가 바로 이런 고통을 겪고 있는 당신이 혼자가 아님을 알려 주는 것이다.

이 책이 제공하는 것

이 책은 두려움을 넘어 새로운 삶의 방식, 즉 자비와 유대에서 출발해 의미와 목적으로 나아가는 삶으로 향하는 기술들을 제공한다. 여기에 담긴 도구들은 수용 전념 치료(ACT), 기능 분석 치료(FAP), 자비 중심 치료(CFT) 등 과학적 근거에 기반한 여러 심리 치료 이론에서 가져온 것들이다.

1~3장은 내적 비판자의 기원과 기능에 대해 탐색한다. 이 비판자는 왜 존재하는지, 무엇을 돕기 위해 등장하는지, 우리가 이 목소리에 휘둘리지 않고 함께 지낼 수 있는 방법은 무엇인지 살펴본다. 4장에서는 자기자비를 소개하고, 이 자비를 가혹한 내면의 목소리를 잠재우는 방법으로 사용할 수 있는 실천 방법들을 제공한다. 그리고 자기자비와 마음챙김을 결합하여 내적 비판자와의 관계를 변화시키는 방법들로 나머지를 채운다. 5장에서는 자기자비적 자기 관찰 도구를 소개하고, 6장에서는 내적 비판자가 아닌, 자신이 진심으로 중요하게 여기는 가치를 알아차리는 방법을 알아본다. 그리고 7장과 8장에서는 실제 삶의 어려운 순간에서 자신의 가치에 따라 행동하는 방법을 소개한다.

내적 비판자의 목소리가 가장 요란한 순간에 그 목소리를 잠재울 수 있는 기술도 소개한다. 이 여정을 통해 우리는 내적 비판자가 어떻게 그리 큰 공간을 차지하게 되었는지 살펴보고, 이후에는 그 목소리가 비켜서도록 조심스럽고 따뜻하게 안내한다. 궁극적으로 오랫동안 당신을 고통스럽게 해 온 그 목소리에 자비를 베푸는 법을 배우게 된다. 이 목소리는 우리를 도우려 했지만 제대로 돕지 못했던 존재였음을 알게 되는 것이다.

우리는 독자들이 매일 이 책을 읽고 연습할 시간을 마련하기를 바란다. 바쁜 일상 속에서 결코 쉽지 않은 작업이다. 그러나 이 연습은 내적 비판자라는 악마의 목소리를 잠재우기 위해 반드시 필요한 노력이다. 이 과정을 통해 당신은 자기자비와 친절이라는 도구를 손에 쥐게 되고, 그 도구는 더 풍요롭고 덜 고통스러우며 더 기쁜 삶으로 나아가는 길을 밝혀 줄 것이다.

우리에게 이 작업은 하나의 의식이 되었다. 당신에게도 그렇게 될 수 있다. 하루의 시작 전 혹은 마무리의 순간에 하루 15분 정도만이라도 이 워크북을 읽거나 연습을 하자. 어쩌면 더 길게 하고 싶어질 수도 있다. 추가 워크시트, 도구, 오디오 가이드를 포함한 명상 자료는 출판사 웹 사이트*에서 내려받을 수 있다. 시간이 얼마나 걸리든 상관없다. 중요한 것은 약속이 실천으로 완성되며, 그 실천은 이 책의 페이지 안에 담겨 있다는 점이다.

---

* 시원북스 웹 사이트(https://siwonbooks.com/adddata) 접속 혹은 검색 엔진에 "시원북스" 검색 > 시원북스 사이트 접속 > [도서] > [시원북스] > [자료실] > [부가 자료 다운] 경로로 접속

당신에게 전하는 초대

만약 당신이 내적 비판자로 인한 고통을 줄이고 싶다면 이 책으로 당신을 초대하고 싶다. 지금 이 자리에서 당신 자신을 만나고, 원하는 삶의 방향으로 자신을 이끌어 가자. 자비와 함께 말이다. 그 외에 다른 선택지가 있을까? 오직 더 많은 자기비판, 더 많은 제한, 더 많은 정서적 고통이라는 대안뿐이다. 당신이 이 워크북을 집어 든 이유는 저 방식들이 더 이상 통하지 않음을 알았기 때문 아닌가?

당신이 이 노력을 할 가치가 있는 사람임을 믿는다. 이 워크북을 따라가다 보면 다음의 것들을 실천할 수 있게 된다.

- 당신 잘못이 아님을 이해하며, 자신에게 여유를 허락하기
- 수치심, 불안, 우울에서 비롯된 고통 줄이기
- 가치감, 소속감, 사랑받을 자격, 유대감 키우기
- 내면의 목소리가 도움이 되는지 해가 되는지 구분하기
- 삶에서 진정으로 중요한 것과 연결되기, 혹은 다시 연결되기
- 반응 대신 선택된 응답을 할 수 있는 능력 기르기
- 능동적 실천을 통해 기술을 확장하고 성장하기
- 관계의 질 개선하기
- 의미와 목적을 가지고 행동하는 능력 키우기

이 책은 자기자비 분야의 선도자들이 개발한 근거 기반 전략 등을 바탕으로 구성되었으며, 이를 실용적이고 간결한 방식으로 정리하여 마음챙김 기반 자기자비 실천으로 연결하고자 했다. 이 틀은 우리와 내담자들이 내적 비판자의 목소리를 잠재우고 자비를 키우는 데 효과가 있었다. 우리 두 사람도 서로에게 이 틀을 적용해 왔다. 사랑하는 독자들! 우리가 이 책에 담은 이야기, 예시, 그리고 연습들이 우리와 우리의 소중한 이들을 도와주었듯 당신에게도 도움이 되리라 믿는다.

자, 이제 시작해 보자.

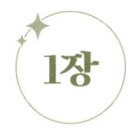 1장 인간은 왜 자신에게 가혹할까?

나는 말이 너무 많아. 진짜 짜증 나는 인간이야.

내가 방금 무슨 말을 한 거야. 다들 내가 멍청한 인간이라고 생각했겠어.

치열도 엉망이지. 정말 못 봐 주겠네.

대체 나는 왜 평범하지도 않고, 여유도 없고, 그래서 할 말도 제대로 떠올리지 못하는 걸까?

완전 루저. 그게 나지.

난 그냥 구제 불능이야.

아 진짜! 입 좀 닥쳐! 찡찡대지 말고 주제 파악을 해!

만약 사람들이 내 실체를 알게 된다면…

모두 내가 자초한 일이지.

어디선가 들어 본 말들이지 않은가? 머릿속에서 이 목소리가 우리의 모든 실수를 빠짐없이 되짚고, 제대로 하는 경우가 없고 바뀌지도 않을 것이라고 비난하며, 잘하고 있지도 않고 매력적이지도 않으며 사랑받을 자격도 없다고 외쳐 댄다. 앞으로도 절대 충분하지 않을 것이라고도 말한다. 우리의 마음은 여기서 멈추지 않는다. 자신을 가차 없이 두드려 패면서 '나는 왜 나 자신을 이렇게 대할까? 난 뭐가 문제일까?'라며 심하게 자책하게 한다.

많은 사람들이 그렇다. 이 목소리는 대체 무엇일까? 왜 이리도 크고 집요할까? 어째서 우리는 그토록 고통스럽고 파괴적이라 느끼면서도 자신을 이런 방식으로 대하고야 마는 것일까?

1장에서는 '내적 비판자'가 무엇이며, 어디서 비롯되는지 살펴보려 한다. 이 비판적인 목소리가 언제, 어떻게 등장하는지 살펴보고, 모든 것을 자신의 탓으로 돌리면서 스스로에게 엄격하고 쉽게 용서하지 못하는 이유를 알아볼 것이다.

이렇게 생각하고 느끼는 것은 결코 우리의 잘못이 아니다. 사실 우리는 내적 비판자를 키워 낸 수많은 경험을 거쳐 여기에 서 있는 것이다. 이 말이 어쩌면 책임 회피의 변명으로 들릴 수도, 혹은 안도감을 주는 말처럼 느껴질 수도 있다. 분명한 것은 이 내적 비판자와 평화롭게 마주하며 내적 비판자의 목소리를 자기자비와 자신감의 연료로 삼는 방법이 있다는 사실이다. 그 여정은 비판적인 내면의 목소리가 어떻게 나타나는지, 그리고 어디서 비롯되었는지를 알아차리는 것에서 시작된다.

내적 비판자의 실체

우리의 마음속에는 하루에도 수천 개의 생각을 쏟아 내는 수다스런 목소리들이 있다. 내적 비판자는 그중 하나로, 우리의 의도와 생각, 행동, 성격, 사랑받을 자격이나 유능한 존재로서의 가치에 관한 온갖 부정적인 생각, 비교, 판단, 모욕, 그리고 이야기들을 끊임없이 만들어 낸다. 때로는 이 목소리를 '나 자신' 그 자체로 착각할 정도다.

이런 부정적인 생각이 꼬리를 물며 떠오르는 순간, 우리는 누구나 자신을 비판하게 된다. 물론 유익한 결과로 이어지는 자기비판적 행동도 있다. 그러나 이 책에서 주목하려는 것은 비생산적이고, 날카롭고 해로운 방식으로 사용되며, 의미 있고 만족스러운 삶으로부터 멀어지게 하는 자기비판적 행동이다.

자기비판적 목소리에 대한 몇 가지 정의들을 살펴보자.

- "… 기대에 미치지 못한 상황에서 무가치감, 실패감, 죄책감을 유발하는 부정적 자기 평가 성향" – Naragon-Gainey & Watson, 2012
- 가혹하고 처벌적인 자기 판단과 자기 감시 – Shahar et al., 2011
- "… 가혹하고 끊임없는 자기 감시, 자신의 행동에 내리는 과도하게 비판적인 평가, 그리고 실패로 인식된 경험에 적극적인 자기 공격의 형태로 나타나는 부정적 반응" – Löw, Schauenburg, & Dinger, 2020

자기비판적 행동에 대한 정의는 이 외에도 많지만 여기에는 한 가지 공통점이 있다. 바로 모두 부정적인 방향으로 기울어져 있다는 점이다. 이 정의들이 자기 경험과 얼마나 일치하는지 생각해 보자.

어떤 정의가 자신을 가장 잘 설명하는 것처럼 들리는가? 자기비판이라는 개념을 알고 있었는가? 알고 있었다면 자기비판을 다뤄 보려던 경험을 적어 보자.

_____

_____

_____

자기비판적 행동

자기비판적 행동의 정의를 이해하는 건 어렵지 않지만 그 행동을 실제로 포착하는 일은 훨씬 까다롭다. 내적 비판자의 목소리가 너무나 지속적이고 습관적이며 익숙해서 일상적으로 떠오르는 평범한 생각과 구별하기 어렵기 때문이다. 심지어 자신을 바라보는 지배적인 사고방식이 되어 있는 경우도 있다.

그래서 우리는 종종 자기비판을 하면서도 그 날카로운 아픔을 느끼기 전까지는 자기비판을 하고 있다는 사실조차 인식하지 못한다. 내적 비판자가 골칫거리인 이유도 바로 여기에 있다. 그 목소리가 유발하는 고통스러운 감정과 그에 대한 우리의 반응은 '자동적'이다. 우리는 내적 비판자가 만들어 내는 상처를 느끼는 즉시 그에 반응해 버린다. 하지만 그 감정이 아무런 자각 없이 행동으로 이어지게 놔두는 대신 그 목소리를 인식하는 방법이 있다. 자기비판적 행동이 언제, 어디서 일어나는지를 자각하게 되면 행동에 앞서 감정을 알아차리고 이름을 붙이는 것이 가능해진다.

다음에 제시된 연습하기를 통해 감정에 대한 자각을 높여 보자. 부정적인 감정은 대체로 내적 비판자가 작동 중이라는 신호이므로 그런 부정적 감정에 집중해 보는 것이다. 이를 통해 지금 이 순간에 떠오르는 감정과 생각, 그리고 이들이 우리의 행동을 이끄는 방식을 살펴볼 수 있다. 진정한 변화는 바로 그 순간에만 일어날 수 있다. 이 연습은 이 워크북 전반에 걸쳐 등장할 내용이므로 공을 들여 연습해 보자.

연습하기 | 부정적 감정 들여다보기

이 책의 연습하기를 하다 보면 마음이 살짝, 혹은 크게 요동칠 수도 있다. 하지만 이는 자연스러운 일이다. 첫 번째 연습하기에서는 자신의 감정을 인식하면서 익숙한 안전지대에서 가능한 만큼 벗어나 보도록 한다.

다음은 일상에서 경험할 수 있는 50가지 부정적 감정의 목록이다. 물론 부정적 감정은 여기에서 그치지 않으므로 자신이 느끼는 부정적 감정이 목록에 없다면 자유롭게 추가해도 된다. 일상에서 반복적으로 느끼는 감정에 표시해 보자.

경계심	불안정함	자의식
분노	고립감	자기 의심
불안	질투	자기혐오
경멸	외로움	수치심
낙담	메스꺼움	충격
우울	초조	비애
실망	무감각	스트레스
혐오	압도당함	막막함
공포	공황	긴장감
창피함	무력감	불확실함
실패감	후회	불편
피로	거절감	취약함
두려움	회한	걱정
좌절	분함	무가치감
비통	체념	_____
죄책감	의기소침	_____
무기력	역겨움	_____
굴욕감	슬픔	_____

표시한 감정 중 내가 가장 자주 느끼는 것:

_____   _____   _____

표시한 감정 중 하나를 선택한 다음, 아래에 제공된 빈칸에 그 부정적 감정이 당신의 삶에 어떤 방식으로 영향을 미치는지 예시를 참고하여 작성한다. 다음의 예시는 홀리가 '불안정함'이라는 감정을 선택하여 작성한 내용이다.

불안정함이…

나 자신에 대해 느끼는 방식에 미치는 영향: 나를 충분하지 않은 사람, 마치 투명 인간처럼 느끼게 한다.

삶을 살아가는 방식에 미치는 영향: 내가 하는 모든 일을 의심하게 해서 무슨 일을 하더라도 편안함이나 자연스러움을 느끼지 못한다.

타인과 관계를 맺는 방식에 미치는 영향: 내가 충분하지 않다는 메시지를 끊임없이 전하기 때문에 진심으로 아끼는 사람들과도 깊이 관계 맺지 못하게 만든다.

이제 당신 차례다. 표시했던 감정 중 하나를 선택한 다음, 그 감정이 당신에게 어떤 영향을 미치는지 정리해 보자.

_____이…

나 자신에 대해 느끼는 방식에 미치는 영향: _____

_____

_____

삶을 살아가는 방식에 미치는 영향: _____

_____

_____

타인과 관계를 맺는 방식에 미치는 영향: _____

_____

_____

이제 그 감정을 처음 느꼈던 순간을 떠올려 본다. 그때 당신은 어디에 있었는가? 무엇을 하는 중이었는가? 그 경험을 구체적으로 적어 보자.

_____

_____

_____

_____

목록에서 표시했던 모든 감정을 이 방식으로 반복한다. 필요한 만큼 여러 장을 인쇄할 수 있도록 '부정적 감정 들여다보기' 워크시트는 다음 URL에서 내려받을 수 있다. https://siwonbooks.com/adddata

　　이 연습을 하는 도중에 여러 감정이 떠올라서 고통스러웠을 수도 있다. 내적 비판자 목소리에 휘둘리는 삶은 결코 쉬운 것이 아니다. 그 목소리에서 벗어나고 싶은 마음이든 아니면 그 목소리를 따르려는 마음이든 그 자체로 부정적인 경험이기 때문이다.

　　당신에게 정말 중요한 가치들이 함께 드러났을 수도 있다. 예를 들어 직장에서 '막막함'을 느낀다면 이는 커리어와 일에 대한 자부심이 자신에게 중요한 가치임을 말해 주는 신호다. 또는 부모로서 '불안'과 '스트레스'를 경험하는 것은 깊은 책임감을 가지고 양육을 받아들이고 있다는 의미일 수 있다.

　　고통은 우리가 인간이라는 존재로 살아가는 데 지불하는 입장료와 같다. 불안정함, 수치심, 자기혐오 등의 감정은 견딜 수 없이 고통스럽지만, 자신을 돌보고 타인을 돌보는 과정에서 불가피하게 동반되는 것이다. 사랑하고, 꿈꾸고, 의미 있는 삶을 살아가는 긍정적인 경험이 불가피한 것처럼 고통 역시 그렇다. 하지만 그 누구도 내적 비판자가 강요하는 자기 처벌과 수치심까지 감당할 필요는 없다. 대신 그 가혹한 목소리를 알아차리고 변화하는 과정에서 자신에게 조금 더 다정해지는 방법을 찾을 수 있다.

내적 비판자가 겨누는 표적

　　내적 비판자는 우리가 가장 크게 상처받는 부분을 집중적으로 파고드는 경향이 있다. 쉽게 상처받는 부분, 그곳을 정조준해서 몰아붙인다. 자기자비 중심 치료(compassion-focused therapy, CFT)의 창시자인 폴 길버트Paul Gilbert는 내적 비판자가 집중 공격을 하는 핵심 영역을 외모, 감정, 성격, 지적 특성으로 구분했다(Gilbert & Miles, 2000). 내적 비판자가 공격하는 표적은 이것만이 아니다. 이제 우리가 공격받는 부분은 어디인지 들여다보자.

> ### 연습하기 | 내적 비판자의 공격 표적 알아차리기

다음 항목들은 내적 비판자가 공격하는 취약점을 파악하는 데 도움이 될 것이다. 각 항목을 살펴보고, 내적 비판자가 그 지점을 어떻게 공격하는지 구체적인 예시를 세 가지씩 적어 보자.

나의 외모

예) 5킬로그램만 더 빼면 이렇게 한심한 인간에서 벗어날 거야.

1. _____
2. _____
3. _____

나의 행동

예) 난 지금 충분히 해내고 있지 않아. 더 하고 있어야 해.

1. _____
2. _____
3. _____

나의 내면적 사고

예) 나 자신에 대해 그런 식으로 생각한다는 건 내가 엉망이라는 증거야.

1. _____
2. _____
3. _____

나의 감정

예) 난 너무 예민해. 다른 사람들은 아무렇지 않게 넘길 줄 아는데.

1. _____
2. _____
3. _____

나의 성격

예) 내 성격이 다른 사람들 같다면 사람들이 나도 좋아해 줄 텐데.

1. _____
2. _____
3. _____

나의 지적 특성

예) 사람들이 나의 진짜 모습을 알게 된다면 사실 그리 똑똑하지 않다는 걸 알게 될 거야.

1. _____
2. _____
3. _____

나의 _____

1. _____
2. _____
3. _____

나의 _____

1. _____
2. _____
3. _____

이제 위에 작성한 목록들을 훑어 본다. 공통되는 주제가 있는가? 내적 비판자가 모든 것을 지적하는가? 유독 민감한 특정 영역만 공격하는가? 자신이 파악한 내용을 적어 보자.

_____
_____
_____
_____
_____
_____
_____
_____
_____

이 연습을 하면서 어떤 기분이 드는가? 연습하기를 통해 자신의 내면을 자주 확인해야 내적 비판자가 살고 있는 깊은 내면에 닿을 수 있다. 다음은 속도를 늦춰야 할 때, 강렬한 감정을 느낄 때, 혹은 이 책의 내용을 깊이 새기고 싶을 때 도움이 되는 간단한 연습이다. 지금은 호기심과 열린 마음만 가지고 한번 시도해 보자. 이 연습은 잊지 않도록 이 워크북 전반에 걸쳐 반복 등장할 테니 최대한 자주, 하루에도 여러 번씩 연습해 보자.

연습하기 | 자기자비의 목소리에 귀 기울이기

가슴에 손을 얹고 숨을 들이마신 다음 자신에게 물어보자. '지금 이 순간 나는 어떤가?' 그런 다음 대답을 들어본다. 직관적 목소리는 어떤 대답을 하는가? 어떤 대답이든, 무엇이 떠오르든 모두 중요한 신호다. 이를 확인하는 지금 이 순간에 떠오르는 것을 적어 보자.

_____
_____
_____
_____
_____
_____
_____

이 연습을 통해 자신의 연약함을 기꺼이 받아들이는 당신에게 박수를 보낸다. 지금 이 순간 불편한 감정, 혹은 고통스러운 감정마저 느껴질 수 있다. 어쩌면 당신에게 중요한 무언가를 이야기하고 있을 수 있으니 그 감정이 머물 공간을 내어 주자. 자신이 느끼는 감정에 귀 기울이고 그 감정을 있는 그대로 수용하는 것이 자기자비를 실천하는 첫걸음이다. 그리고 그것이 내적 비판자에 대처하는 가장 효과적인 방법이기도 하다. 자기자비는 4장과 5장에서 더 깊이 다루게 될 것이다.

내적 비판자의 시작

대체 이 비판적인 내면의 목소리는 어떻게 생겨난 것일까? 이 목소리는 우리를 아프게 하고, 옴짝달싹 못 하게 하며, 자신에게 만족하지 못하게 하는 가혹하고 원하지도 않는 존재다. 그런데 우리는 왜 이 목소리가 우리의 삶을 인도하게 놔두는 것일까?

인간은 원래 자기비판적 목소리를 발달시키도록 타고난 존재다. 어쩔 수 없는 사실이다. 우리의 뇌가 그렇게 만들어졌다. 인간의 뇌는 특정 유형의 정보에 반응하며, 이는 우리가 다양한 상황에 반응하는 방식에 영향을 미친다. 내적 비판자의 목소리는 그 반응 중 하나에서 비롯된 것이다.

가족은 물론 교사와 또래 집단, 사회적 관계망, 그리고 주변 환경과의 초기 관계가 모두 자신에게 말을 거는 방식에 영향을 미친다. 인간은 관찰과 모방, 보상 혹은 처벌, 그리고 언어를 통해 학습한다. 우리는 언어와 언어를 사용하는 방식, 그리고 학습된 이야기와 규칙의 영향을 받는다.

이 내면의 목소리는 다양한 경로를 통해 삶 속에서 의미를 얻고 강력한 힘이 생긴다. 중요한 사실은 내적 비판자가 우리의 일부라는 것이다. 이 목소리는 어디선가 갑자기 등장한 것도, 우리의 상상이 만들어 낸 것도 아니다. 누군가에게만 있는 특별함도 아니며, 다른 사람보다 약해서 겪는 일도 아니다. 이 목소리를 듣는다고 해서 우리가 뭔가 잘못하고 있거나 망가진 것은 더더욱 아니다.

자신의 내적 비판자가 왜 다른 사람보다 더 세게 들리는지, 왜 다른 사람들은 훨씬 더 수월하게 인생을 살아 내는 것처럼 보이는지 때때로 궁금했을 것이다. 당신만 그런 것이 절대 아니다! 누구에게나 각자 고유한 요인들이 독특하게 얽혀 형성된 자기만의 비판적 목소리가 있다. 그리고 우리는 모두 그 목소리와 각기 다른 방식으로 상호 작용하도록 학습해 왔다. 이제 우리의 내적 비판자를 부추기는 대표 요인들을 살펴보자. 1장의 나머지 내용은 이 요인들을 탐색하고 살펴보는 데 초점을 맞출 것이다.

- 위협 감지 시스템
- 초기 양육자와의 애착 형성 방식
- 결과를 통한 학습
- 관찰과 모방이 영향을 미치는 방식
- 언어 사용 방식
- 성장 과정에서 내면화된 규칙과 행동 기대
- 자신에게 들려주는 이야기

위협 감지 시스템

우리의 뇌에는 안전 유지 과정을 작동하여 물리적 위험에 자동으로 반응하는 구조가 내장되어 있다. '투쟁-도피 반응'(Cannon, 1915)이라는 이 위협-방어 시스템을 들어보거나 한 번쯤 경험해 보았을 것이다.

이 시스템이 작동되는 예를 살펴보자. 운전 중 갑자기 차 앞으로 동물이 뛰어든다. 당신의 팔 근육이 수축하면서 자동으로 핸들을 반대 방향으로 꺾는다. 속이 울렁거리고 몸이 뜨거워지며 겨드랑이는 땀으로 축축해지고 심장은 빠르게 요동치기 시작한다. 감정적으로는 분노와 공포, 혐오, 혹은 불신의 상태를 경험한다. 이 모든 반응이 순식간에, 의식적 판단 없이 발생한다.

위협-방어 시스템은 우리 뇌의 오래된 기능 중 하나로, 항상 위험을 경계하고 있다. 위험을 감지하는 순간 최대한 빠르게 방어 태세를 취하도록 우리 몸을 즉각적으로 준비시킨다. 여기서 핵심은 속도이기 때문에 이 시스템은 시간 소모적인 의식적 사고의 과정을 건너뛰어 우리 몸을 즉각적으로 강하고 민첩하게 준비시킨다. 필요한 신체 부위에 화학적 신호를 곧바로 보냄으로써 이루어지는 이 과정은 신체적·정서적으로 불쾌한 긴장감, 즉 무언가를 해야 할 것 같은 감정을 동반한다. 이 '회로'에는 불쾌한 긴장감을 낮추거나 제거하려는 충동도 있다. 이 충동을 따름으로써 위협을 피하거나 모면하게 되는 것이다.

그 순간에 느끼는 감정은 대개 신체 반응과 연결되어 있다. 위협에 정면으로 맞서는 '투쟁' 반응은 분노와 함께 나타나고, 위험으로부터 도망치려는 '도피' 반응은 공포심이나 혐오감을 일으키며, 위험 앞에서 존재를 숨기는 전략인 '마비' 반응은 감정의 마비 혹은 무감각 상태를 드러내고, '회유' 반응은 위협을 최소화하기 위해 상대를 만족시키거나 달래는 것으로 나타난다(Walker, 2013). 우리의 위협-방어 시스템은 상황을 파악하고 최선의 방식을 선택해 우리를 안전한 상태로 유지한다.

이런 시스템이 내장되어 있다는 건 정말 유용한 일이며, 때때로 우리의 생명을 구하는 도구가 되기도 한다. 그러나 안타깝게도 많은 사람들이 이 시스템을 쓸모없는 행동 패턴으로 발전시킨다. 위협-방어 시스템은 위협을 감지하기 위해서 끊임없이 주변을 스캔하기 때문에 위협이 될 수 있는 모든 것을 파악한다. 하지만 이 위협이 실제 위협이 아니라 '지각된' 위협인 경우도 있다. 다른 동물들과 달리 인간은 외부 세계의 위험뿐만 아니라 내면에서 지각된 위험에도 위협감을 느낄 수 있다. 고통스러운 생각, 불쾌한 기억과 심상, 괴로운 감정들은 모두 우리를 불편하게 만들기 때문에 이러한 감정들도 위협-방어 시스템을 작동할 가능성이 있다. 이 불편함이 우리의 웰빙에 위협으로 감지되어 투쟁, 도피, 마비, 혹은 회유의 반응을 통해 이를 무효화하거나 제거하려는 시도가 시작될 수 있는 것이다.

삶을 살아가다 보면 실제로 물리적인 위협 없이도 다양한 이유로 이런 내적 경험을 하게 된다. 그런데 위협-방어 시스템이 이 내적 경험들을 위협으로 판단하게 되면 우리는 점점 이를 진짜 위험인 것처럼 여기게 되어 매번 무효화하거나 제거하려 들게 된다. 그리고 이 과정은 더 괴롭고 고통스러운 생각, 감정, 심상, 혹은 기억을 만들어 내기 때문에 더 많은 방어 행동이 필요해진다. 이런 일이 반복되다 보면 시간이 지나면서 하나의 지속적 패턴이 형성된다. 불편한 내적 경험이 생기면 언제나 위협 모드로 반응하게 되는 것이다.

위협이나 고통으로 느끼는 생각, 감정, 기억이 떠오르면 우리는 이들과 싸우거나, 피하거나, 마비되거나, 달래려 하거나, 그런 경험을 유발하는 상황을 피하려 든다. 이 모든 반응은 '위험'을 피하려는 시도이다. 우리는 결국 자신과 싸우고, 자신으로부터 방어하고 있는 것이다.

물론 진짜 물리적 위험에는 위협-반응 시스템이 작동되어야 한다. 그러나 유감스럽게도 이 시스템은 물리적으로 위협적이지 않은 상황에도 종종 반응한다. 다음의 연습하기를 통해 자신의 위협 시스템을 파악하고, 이 시스템이 내적 비판자를 활성화하는 방식을 살펴보자.

연습하기 | 위협 시스템과 신체 반응

다음의 지시문을 읽은 다음, 눈을 감고 그 경험을 생생히 떠올려 본다. 그리고 자신의 반응을 적는다. 자전거를 타다 넘어진 순간, 캠핑 여행 중 곰과 마주친 순간, 한밤중에 낯선 장소에 혼자 있던 순간 등 어떤 위험에 처했거나 실제로 상처를 입을 위험에 놓였던 순간을 떠올린다. 무슨 일이 있었는지 짧게 적어 보자.

_____
_____
_____
_____
_____
_____
_____
_____
_____

이제 그때 겪었던 신체적 반응을 되짚어 본다. 그 기억을 생생히 떠올리고 잠시 그 순간에 머문 다음, 그 경험이 몸에 미친 영향에 집중한다. 다음의 목록에서 해당하는 항목에 모두 표시하고, 마지막에 자신의 반응을 추가한다.

그 일이 있을 때 내 몸은 이렇게 반응했다:

- ☐ 근육 긴장
- ☐ 빠르고 얕은 호흡
- ☐ 호흡 멈춤
- ☐ 빠른 심장 박동
- ☐ 울렁거림 혹은 속이 뻥 뚫린 느낌
- ☐ 발한
- ☐ 갑작스러운 열감 혹은 한기
- ☐ 축축한 손
- ☐ 혈압 상승
- ☐ 관자놀이의 욱신거림 혹은 두통
- ☐ 좁은 시야 혹은 뿌연 시야

- ☐ 복통
- ☐ 메스꺼움
- ☐ 화장실에 가고 싶은 충동
- ☐ 그 자리를 벗어나고 싶은 충동
- ☐ 눈물이 차오름 혹은 눈물을 흘림
- ☐ 짜증 혹은 분노
- ☐ 감정적 무감각
- ☐ 집중력 저하
- ☐ 과도한 경계심
- ☐ 말문이 막힘
- ☐ 이 상황에 대해 기억하기 어려움

- ☐ _____
- ☐ _____
- ☐ _____

지금 이 순간의 감정을 인식해 보자. 그 순간의 감각들 중 지금도 느껴지는 것이 있는가? 그때 일어났던 일을 '기억하고 있다'는 사실을 인식할 수 있는가? '그때' 일어났던 일은 '지금' 일어나지 않는다. 지금 여기에서 일어나는 일이 아니며, 당신이 그 순간에 있는 것도 아니다. 그런데도 당신의 몸은 마치 그 곰이 지금 이 순간 당신과 함께 이 방에 있는 것처럼 반응하고 있다!

앞에서 언급했듯, 실제로는 안전한 상황인데도 고통스러운 감정을 경험하는 순간 우리의 위협 감지 시스템은 마치 실제 물리적 위협이 존재하는 것처럼 작동할 수 있다. 다음의 연습하기는 이 과정이 어떻게 작동하는지 살펴보는 데에 도움이 될 것이다.

연습하기 | 위협 시스템과 감정

지난 몇 주를 되짚어 보며 정말로 괴롭거나 고통스러운 감정을 느꼈던 순간을 떠올려 보자. 이전 연습에서 했던 것처럼 실제로 위험한 상황이 아니라 마음을 상하게 만든 경험을 떠올리는 것이다. 괴로운 사회적 상황이나 자신의 내적 비판자가 건넨 가혹한 말을 떠올려도 좋다.

어떤 일이 있었는지 간단히 적어 보자.

_____

_____

_____

_____

이제 다시 자기 몸이 어떤 반응을 했는지 잠시 생각해 본다. 이전 연습에서 사용했던 체크리스트를 참고하여 그 감정을 떠올릴 때 경험했던 모든 감각들에 표시한다.

그다음, 지금 자신의 감정을 확인한다. 그 감각들 중 지금 이 순간에도 느껴지는 것이 있는가? 지금은 과거의 상황을 '떠올리는 중'일 뿐임을 잊지 말자. '그때' 일어났던 그 상황은 '지금' 일어나고 있지 않다. 이 공간에 우리와 함께 존재하지 않는다. 그런데도 우리의 몸은 여전히 그 불편했던 기억에 반응하고 있다. 마치 그 망할 놈의 곰이 지금 이 순간 바로 옆에 있는 것처럼!

어떤 순간에는 이런 종류의 반응이 일어나고 있는 것이나 일어나는 이유를 인식하지 못하기도 한다. 그래서 내적 비판자와의 관계를 바꾸는 첫걸음 중 하나가 알아차림을 키우는 것이다. 위협 시스템과 자기판단이 자동으로 반응하도록 타고난 것이기는 하지만, 내적 비판자가 등장하는 방식을 예상할 수 있게 되면 예측도 가능해지기 시작한다. 이것이 바로 우리에게 더 유용한, 다정한 방식으로 반응하는 선택지가 생기는 순간이기도 하다.

곧 우리가 지금 이 상태까지 오게 된 다른 이유도 살펴보게 되겠지만, 우선은 잠시 멈춰서 자기자비의 목소리에 귀를 기울이는 연습을 해 보자.

연습하기 | 자기자비의 목소리에 귀 기울이기

가슴에 손을 얹고 깊이 숨을 들이쉰 다음 자신에게 물어보자. '지금 이 순간 나는 어떤가?' 이제 들을 차례다. 자신의 직관적 자아는 어떤 대답을 하는가? 떠오르는 것이 무엇이든 의미가 있다. 들려온 답을 적어 보자.

_____
_____
_____
_____
_____

초기 양육자와의 애착 형성

우리가 양육자와 유대를 맺거나 맺지 않은 방식을 '애착 유형'이라고 한다. 애착 이론은 심리학자 존 보울비John Bowlby가 발전시킨 이론으로, 초기 관계의 특성이 평생에 걸쳐 행동에 얼마나 영향을 주는지를 강조한다. 보울비는 애착을 '인간 사이에 지속되는 심리적 유대'라고 정의했다(Bowlby, 1969). 자신의 양육자와 맺은 개별적 애착의 질을 고려하면 타인과 관계를 맺는 능력이 자기 자신을 대하는 방식에 어떤 영향을 미치는지 이해할 수 있게 된다.

모든 아이는 태어날 때부터 양육자와 깊은 유대를 맺고자 하는 본능적 욕구가 있다. 이 유대가 형성되는 과정에서 양육자가 반응하는 방식이 아이가 타인과 관계를 맺고 자기 자신과 관계를 형성하는 방식을 결정한다. 예를 들어 아이에게 애정과 보살핌을 제공하지 않는 무관심하고 방임적인 양육자는 아이로 하여금 자신이 무슨 잘못을 했는지 생각하게 만든다. 아이는 종종 자신의 어떤 잘못 때문에 사랑받을 자격이 없는 존재가 되었다고 믿으며, 그 비난을 떠안는다. 심지어 양육자의 방임이 자신의 태생적 결함이나 실수 때문이라고 생각하기도 한다. 다음의 사례를 통해 이해해 보자.

'부정적 감정 들여다보기' 연습을 끝낸 후 제니퍼는 자신이 '자기 의심'과 '압도적 불확실함'을 자주 경험한다는 사실을 알게 되었다. "나는 한 번도 내가 충분히 잘하고 있다고 느낀 적이 없다. 내가 하고 있는 일이 괜찮은 건지, 맞는 건지도 모르겠다. 항상 문제가 생긴 것 같은 기분이 들고, 그래서 다른 사람들에게 어떤 문제를 일으키게 될지 생각하게 되고, 그러다 보면 결국 스스로 고립되는 쪽을 택하게 되고. 그러면 또 기분이 더 나빠진다."라고 제니퍼는 썼다. 아래에 이어지는 제니퍼의 이야기를 읽고 그녀가 어린 시절에 어떤 애착 유형을 형성했는지, 그 애착 유형이 그녀의 성장과 삶 속에서 어떤 역할을 했는지, 그리고 지금까지 어떻게 작동하고 있는지 살펴보자.

제니퍼가 열두 살, 여동생이 열 살일 때 부모님은 이혼했다. 이혼 전에도 이 가정은 고성의 언쟁이 오가고 이따금 폭력으로 번지기도 하는 아수라장이었다. 제니퍼와 여동생은 친구들과 그 가족에게서 정서적 안정을 얻어야 했다. 부모님의 이혼 후, 엄마가 두 딸을 데리고 다른 주로 이사를 하는 바람에 제니퍼 자매는 새로운 학교, 낯선 사람들, 정서적 안정을 느낄 수 없는 환경에 놓이게 되었다. 결국 이 아이들이 의지할 대상은 서로뿐이었다.

가정 내 신체적 학대는 없었고 금전적으로도 넉넉한 지원을 받았기 때문에 제니퍼 자매는 "아무 문제가 없는 정도가 아니라 오히려 운이 좋은 사람이다."라는 메시지를 듣고 있었다. 하지만 실제로는 아무런 문제가 없거나 운이 좋다고 느끼지 않았기에 혼란스러웠다. 엄마는 기분과 행동이 급작스럽게 바뀌는 사람이었다. 집에 들어서는 순간 어떤 엄마를 마주하게 될지 전혀 알 수 없었다. 오늘은 친구가 되어 줄 만큼 다정한 엄마일까? 자신의 삶을 망친 주범이라며 딸들에게 소리치고 비난하는 정서 조절 불능의 엄마일까? 정서적으로 낙담하여 두 딸이 힘을 모아 돌봐야 하는 엄마일까?

여동생은 축구팀의 일원이라는 이유로 집을 떠나 자취를 감추는 법을 터득했지만 제니퍼는 엄마를 얼마나 도울 수 있는지, 얼마나 달랠 수 있는지를 기준으로 자신의 가치를 매기는 법을 배우게 되었다. 엄마를 오랫동안 달래는 것도, 문제를 해결하는 것도 불가능했기 때문에 '나는 충분하지 않다'는 서사가 제니퍼를 조종하는 내면의 목소리가 되었다. 눈에 띄지 않게 지내는 것이 엄마의 감정 기복을 피하는 유용한 방식이 되었지만 제니퍼 자신의 감정은 인정받지 못한 채 묵살당했다. 결국 외로움과 공허함이 집 안을 가득 채웠고, 그 어디에서도 소속감을 느낄 수 없었다.

제니퍼의 인생사를 돌아보면 그녀의 내적 비판자가 자신을 의심하게 만들고, 자신이 어디에 속해야 하며 어떻게 존재해야 하는지를 고민하게 만드는 방식으로 드러나는 것이 당연하다. 불확실함 속에서 살고, 자기 의심으로 가득 차 있으며, 눈에 띄지 않게 지내는 것은 한때 제니퍼를 안전하게 지켜 주던 생존 방식이었다. 그러나 그건 과거의 이야기다. 지금 이 방식은 그녀가 원하는 자신을 해치고 있다. 제니퍼가 갈망하는 것은 자존감과 소속감인데, 내적 비판자는 끊임없이 더 나은 사람이 되어야 한다고 다그친다. 충분히 괜찮은 사람도, 중요한 존재도 아니라고 끝없이 상기시킨다. 이제 초기 양육자와의 관계 형성이 당신의 애착 유형에 어떤 영향을 미쳤는지 살펴보자.

연습하기 | 애착

어린 시절, 당신은 어떤 방식으로 양육자와 관계를 맺었는가? 어린 시절 대부분의 시간 동안의 경험을 바탕으로, 양육자와의 관계에 관한 다음의 질문에 답해 보자.

어렸을 때 당신의 가족 구성원은 누구였는가? 집에서 누구와 함께 살았는가?

_____

_____

다음 단어 쌍 중 대부분의 시간 동안 느꼈던 감정과 가장 근접한 단어에 표시해 보자.

- 안전함 / 불안전함
- 사랑받음 / 거절당함
- 안정감 / 불확실함
- 유대감 / 고립감
- 이해받음 / 무시당함
- 신뢰받음 / 의심받음
- 존중받음 / 판단당함

상처를 받았거나, 겁을 먹었거나, 속상했을 때 위로를 받으러 간 대상이 있었는가? 있었다면 그 사람이 어떻게 도와주었는지 적어 보자. 없었다면 어떻게 자신을 위로했는지 적어 본다.

_____

_____

_____

다음 상황에서 양육자가 어떻게 반응했는지 구체적으로 적어 보자.

실수했을 때: _____

_____

강한 감정을 표현했을 때: _____

_____

어떤 요구를 했을 때: _____

_____

일반적으로 어린 시절의 애착 경험과 현재 자기비판자가 자신에게 말하는 방식 간에는 깊은 연결 고리가 있다. 당신이 발견한 연결 고리, 혹은 패턴은 무엇인가?

_____

_____

_____

_____

_____

내적 비판자가 어떤 방식으로 형성되었는지, 왜 특정한 말들을 반복하는지를 이해하는 방법은 여러 가지가 있다. 우리는 양육자와의 애착뿐 아니라 다양한 방식으로 세상에 반응하는 법을 배운다. 이제 그 몇 가지를 살펴보자.

결과와 모방을 통한 학습

우리는 일반적으로 두 가지 경로로 세상에 반응하는 법을 배운다. 하나는 자기 행동에 따른 '결과'를 통해 배우는 방식으로, 이 경험이 지속되면 미래의 행동 패턴이 형성된다. 또 다른 방식은 '모방'이나 '사회적 학습'을 통해 배우는 방식으로, 우리에게 모델이 된 행동을 관찰하여 자기 행동 방식으로 선택하는 것이다. 이 두 방식을 차례로 살펴보자.

결과

우리는 이전의 경험을 바탕으로 행동한다. 행동주의 심리학자인 B. F. 스키너B. F. Skinner는 이를 '조작적 조건 형성'이라 불렀다(Skinner, 1938). 이 학습 방식은 어떤 행동 이후에 따르는 상황이 그 행동에 영향을 미칠 때 생기는 것으로, 긍정적인 결과 혹은 강화가 뒤따르면 그 행동은 반복되고, 부정적 결과나 처벌이 뒤따르면 그 행동은 줄어들게 된다. 클레어의 사례를 살펴보자.

> 클레어는 극심한 우울과 불안에 시달리며 자신을 향한 깊은 부정적 감정을 지닌 중년 여성이다. 어린 시절, 배고픔을 느껴 식사나 간식을 달라는 등의 기본적 욕구를 표현할 때마다 그녀는 야단을 맞았다. 감정을 표현했을 때에도 마찬가지였다. 특히 클레어가 짜증, 조급함, 슬픔, 두려움 등의 부정적 감정을 표현하면 그녀의 부모는 언어적, 신체적, 정서적 체벌을 가했다. 모욕적인 말을 퍼붓고 비난하기도 했다. 클레어가 부모에게 칭찬받은 유일한 순간은 학교 성적이 좋았을 때였다. 결국 그녀는 욕구와 감정을 느끼고 표현하는 것은 위험하며 절대 받아들여지지 않는 행동이라고 학습하게 되었다. 또한 눈에 띄지 않게 '조용히' 지내면서, 엄마가 저녁 식사를 주지 않을 때도 아무런 말을 하지 않으면서 요구 사항이 없음을 표현하면 안전하게 지낼 수 있다는 방식도 학습했다. 성장기에는 이런 방식이 괜찮은 행동, 바람직한 행동이었다. 성적이 뛰어나면 관심과 칭찬을 얻는다는 것도 알게 되었고, 이는 성인이 된 후에도 그녀를 과로하게 만들었다. 클레어에게도 '욕구와 감정'이 있었지만 어떤 행동도 '제대로 하고 있다'거나 '아주 괜찮다'고 느끼지 못했고, 부모의 사랑을 받기에 늘 부족하다고 믿게 되었다.

관찰과 모방

자기비판적 목소리가 형성되는 또 다른 경로는 관찰과 모방을 통해 배운 행동에서 비롯된다. 우리가 어떻게 학습하는지에 관심이 있던 연구 심리학자 앨버트 반두라Albert Bandura는 '사회 학습 이론'을 창시했는데, 이 이론은 우리가 타인을 관찰하고 모방함으로써 학습하는 방식에 주목한다. 반두라의 연구에서는 역량과 자신감을 가지고 과업을 수행하는 능력인 '자기 효능감'이 타인에게서 받는 긍정적 강화를 통해 만들어지며, 더 깊은 내적 능숙함과 숙련으로 이어진다고 강조한다(Bandura & Walters, 1977).

이 맥락에서 학습이 구체적으로 어떻게 이루어지는지에 대해서는 다양한 의견이 있지만, 관찰과 모방이 우리의 삶에 미치는 영향이 강력하다는 점은 분명하다. 특히 인격 형성기에는 타인이 욕구를 조절하고 감정을 다루며 자신과 타인을 대하는 방식을 지켜보는 과정을 통해 자신의 욕구와 감정을 다루는 법을 배우게 된다.

아이들은 아주 어린 시절부터 눈으로 직접 본 것이든, 누군가에게 들은 것이든, TV나 책, 온라인 플랫폼 등의 매체를 통해 본 것이든 타인의 행동에 매우 민감하게 반응한다. 아이들은 특히 자신과 비슷한 사람들, 자신보다 높은 위치에 있다고 인식하는 사람들, 지식을 가진 사람들, 혹은 양육자 역할을 하는 사람들의 행동에 깊은 관심을 보인다. 아이들은 이 '모델들'이 세상에 반응하는 방식, 그리고 세상이 그들에게 반응하는 방식을 관찰하면서 그들의 행동이 가져오는 결과를 대리 학습하게 된다. 알렉스의 사례를 살펴보자.

알렉스는 장기적이고 친밀한 관계를 형성하며, 직장에서 맑은 정신을 유지하고, 순간의 집착이나 중독을 넘어 미래를 생각하는 능력을 망치는 중독 행동으로 고통을 받아 심리 치료를 시작하게 되었다. 어렸을 때 아버지의 잦은 부재를 두고 부모가 끊임없이 다퉜고, 결국 어머니가 알렉스와 남동생을 데리고 집을 나왔지만 두 아이는 매주 아버지를 만나야 했다. 만날 때마다 아버지는 대부분 아이들을 무시했고, 아이들을 그저 TV 앞에 방치한 채로 집을 나가는 일이 다반사였다. 아버지가 돌아올 때까지 아이들이 먹을 음식은 거의 없었고, 때로는 자정을 넘어야 아버지가 돌아오기도 했다. 아버지가 집에 있는 경우도 간혹 있었지만 두 아이는 아버지의 과도한 음주와 포르노 시청을 고스란히 목격해야 했다. 함께 대화를 하는 경우에도 아버지는 거의 언제나 이혼과 자신의 불행을 어머니 탓으로 돌렸다.

심리 치료를 통해 알렉스는 자신이 성 중독적 행동, 개인적 책임감 회피, 타인 비난, 주변인 방치 등의 방식으로 자신의 힘든 감정과 정서를 회피하도록 학습되었음을 깨닫게 되었다. 아버지가 자신의 고통을 다루기 위해 사용했던 비효율적 행동을 관찰하면서 자신도 똑같은 방식을 모방하게 된 것이다.

이제 타인의 행동을 관찰함으로써 자신의 욕구와 감정을 다루는 법을 학습하게 된 자신의 방식을 살펴볼 차례다.

연습하기 | 당신이 관찰하고 모방한 것

초등학교 시절에 가장 많은 시간을 함께 보냈던 사람들을 떠올려 보자.

부모님과 주 양육자: _____

_____

손위 형제자매: _____

_____

학교생활과 놀이를 함께 했던 또래 친구 집단: _____

_____

위 또래 집단의 양육자와 가족: _____

_____

기타: _____

_____

이번에는 결과와 모방을 통해 배운 것을 바탕으로 지금 자신의 내적 비판자가 건네는 말투를 떠올렸을 때, 그 목소리와 엄격한 메시지를 어디에서 들어 본 적이 있는가? 그 말투를 사용했던 사람, 아픈 말들을 쏘아 대던 사람은 누구였는가? 그 말은 당신에게 했던 말이었는가, 아니면 그 사람 자신에게 혹은 타인에게 했던 말이었는가?

_____

_____

_____

_____

_____

_____

관찰과 모방은 인간이 자기 판단적 행동을 형성하게 되는 방식들 중 일부이다. 이번에는 비판적 목소리의 형성에 중요한 역할을 하는 또 다른 요소, 바로 언어의 사용 방식을 살펴볼 차례다.

언어 사용 방식

실제로 말에 그렇게 큰 영향력이 있다는 사실에 놀랄 수도 있다. 우리는 이제 우리의 마음이 항상 위협을 경계하고 있음을 안다. 위협을 감지하려면 주변의 사건, 사람, 그리고 행동을 좋은 것/나쁜 것, 안전한 것/위험한 것으로 끊임없이 분류해야 한다. 내적 비판자는 이런 마음이 언어를 사용하는 방식, 즉 마주치는 모든 것에서 의미를 도출하는 과정에서 만들어진다. 이런 방식으로 우리를 안전하게 지켜 줄 삶의 기본 규칙을 알려 준다. 적어도 의도는 그렇다.

결국 핵심은 우리가 사용하는 말이 타인과의 정보 공유 이상의 영향력을 갖고 있다는 점이다. 말은 우리가 타인과 관계를 맺는 방식에도 깊은 영향을 미친다. 관계 틀 이론(Relational Frame Theory, RFT)이라는 언어 이론은 우리가 언어를 학습하고 사용하는 방식이 자기비판 등의 쓸모없는 행동을 만들어 낸다고 설명한다(Hayes, Barnes-Holmes, & Roche, 2001). 이 내용을 조금 더 알아보자.

인간은 발달 초기부터 세상을 설명하고 이해하기 위해 언어를 사용하는 법을 배운다. 언어는 '강아지', '엄마', '공'처럼 지금 눈앞에 존재하지 않는 사물이나 사람을 상징하는 기호이다. 아기들은 대부분 양육자로부터 직접 언어를 배운다. 부모가 수염과 긴 꼬리가 있는 털북숭이 동물을 가리키며 '고양이'라고 말한다고 가정해 보자. 그 부모의 아이, 루시아는 '고양이'라는 단어가 그 동물을 가리킨다는 사실을 배우게 된다. 인간의 언어 학습이 특별한 점은 우리가 언어를 반드시 직접 경험으로 배울 필요는 없다는 점이다. 우리에게는 유추나 연결을 통해서도 의미를 파악하는 능력이 있다.

예를 들어 보자. 루시아의 할머니는 스페인어를 사용하는데, 할머니가 고양이를 가리키며 '가토'라는 단어를 쓰면 루시아는 '가토'가 그 동물과 같은 의미임을 바로 이해하게 된다. '가토'와 '고양이'가 같다는 것을 직접 배우지 않아도 유추할 수 있는 것이다. 물론 유추가 항상 도움이 되는 것은 아니다. 루시아가 이웃집 고양이를 만났는데 그 고양이가 루시아를 할퀴었다고 가정해 보자. 상처를 입은 루시아에게 부모가 눈물을 닦아 주고 팔에 반창고를 붙여 주며 "아야!"라고 말한다. 그 이후로 루시아는 이웃집 고양이든 할머니의 고양이든 모든 고양이를 경계하게 된다. 이 경험이 루시아에게 모든 고양이는 '아야'일 수 있으니 피해야 한다고 유추하게 만든 것이다. 이 반응은 도움이 되는 경우도 있지만 동시에 어떤 고양이는 다정하고 껴안고 싶어진다는 사실을 배울 기회까지 빼앗아 간다. 보호적 언어를 구사하는 지성이 지나치게 빠르게 작동하고, 실제보다 훨씬 위협적으로 판단하며, 그런 잠재적 위험에 대해 가혹할 정도로 경계하게 만들기 때문이다.

내적 비판자는 어디에 개입할까? 이와 동일한 유추의 과정을 개인의 특성과 같은 추상적 개념에 적용할 때 어떤 일이 생기는지 살펴보자. 내적 비판자는 바로 이 과정을 이용해서 당신을 공격한다.

언어가 자기비판으로 이어지는 이 원리가 일상에서 겪을 수 있는 평범한 경험들에 어떻게 작동되는지를 파악하면 이 방식을 이해하는 데 도움이 된다. 다음의 다섯 가지 상황은 언어가 어떻게 자기비판으로 이어질 수 있는지를 보여 준다. 머릿속에 떠오르는 내용으로 빈칸을 채워 보자.

상황 1

아빠가 게으른 사람은 나쁜 사람이라고 말했다.

우리 선생님은 내가 게으르다고 했다.

나는 _____.

상황 2

성공하는 사람은 항상 최선을 다한다.

나는 최선을 다하지 않았다.

나는 _____.

상황 3

강한 사람은 울지 않는다.

나는 울었다.

나는 _____.

상황 4

실수는 실패를 뜻한다.

나는 실수를 했다.

나는 _____.

상황 5

사회생활에서 느끼는 불안이 너무 불편하다.

불편한 감정은 나쁜 것이며 고쳐야 하는 것이다.

나의 불안은 _____.

이 예시들 속에서 자신의 내적 비판자가 어떻게 빈칸을 채우는지 알아차렸는가? 당신의 내적 비판자가 빈칸을 채우는 다른 상황들을 떠올려 보자.

_____

_____

_____

_____

_____

_____

인간이 빈칸을 채우기 위해 언어를 사용하는 방식의 또 다른 특성은 하나를 다른 것과 연결하는 능력이다. 루시아가 '고양이'라는 단어와 '가토'라는 단어를 복슬복슬한 동물과 연결한 예시를 통해 '같음'이라는 관계 유추 방식을 확인했다. 우리는 다름('고양이'는 '강아지'가 아니다) 혹은 비교(강아지는 고양이보다 크다)의 방식으로 연결하는 법도 배운다. 인간은 이런 연결하기를 배우는 데 매우 능숙하다. 세상과의 교류가 넓어지고 그 빈도가 잦아질수록 우리는 점점 복잡해지는 사물과 추상적 개념들 간의 관계를 유추하기 혹은 '빈칸 채우기'로 형성한다. 성인이 되면 인간은 무엇이든 어떤 것과도 연결할 수 있고, 실제로 그렇게 한다. 말이 안 되는 연결을 할 때도 있다. 우리는 언어를 비틀어 마치 진실인 듯 그럴듯한 개연성을 만들어 내는 데 선수들이다. 너무나 능숙해져서 제2의 천성이 되었을 정도다. 우리는 이 능력을 의도적인 의식의 범주 밖에서, 마치 자동 주행 모드처럼 실행한다.

먼저 '관계 짓기'를 연습해 본 다음, 내적 비판자가 선호하는 언어가 얼마나 파괴적으로 자동하게 되는지 살펴보자.

연습하기 | 언어의 영향 탐색

다음 질문에 답을 적어 보자.

거실 램프는 어떻게 휴대전화의 할아버지일까?

_____

_____

어떤 대답이 떠올랐는가? 당신의 영리한 머리는 무생물이 또 다른 무생물의 '할아버지'가 되는 것이 가능해 보이는 이유를 만들었는가? 어떤 사람들은 "거실 램프는 휴대전화에 사용된 기술의 전신인 예전 기술을 사용하지. 그러니 신기술의 할아버지인 거야."라고 말한다. 당신은 어떤 이야기를 지어냈는가? 그럴듯하게 보이는 관계를 만들어 냈는가? 램프는 할아버지가 아니지만 우리는 마치 그런 것처럼 이야기할 수 있다. 하지만 '마치 그런 것'은 '실제로 그런 것'과 다르다. 실제로 일어나는 일이 아니다.

또 다른 예가 있다. 다음 질문에 답을 적어 보자.

초록색과 주황색 중 어느 색이 더 나은가?

_____

_____

우리는 언어를 사용할 수 있기 때문에 두 가지 사이의 비교 관계를 만들어 낼 수 있다. 그러나 우리가 '말할 수 있다'고 해서 그 말이 '참'이 되는 것은 아니다. 더 나은 색이란 없다. 색깔은 그저 색깔일 뿐이다. 그렇지만 우열의 순위 구조 위에 두 색을 올려 놓는 이 언어적 속임수가 우리를 자동으로 마치 한 색깔이 다른 것보다 더 낫다고 믿게 만든다.

당신은 얼마나 자주 자신에 대한 '자기 인식'을 언어를 통해 유추한 자신과 연결 짓는가? "우리는 이 집안의 승자야. 그러니 만약 좋은 성적을 받지 못하거나 좋은 학교에 합격하지 못하면 너는 승자가 아니야."라는 메시지를 듣게 되면 우리는 자기 자신에게 '내가 승자가 아니라면 난 패자가 분명해.'라고 말하게 된다. 그리고 이 메시지를 마치 진실인 양 가슴에 새긴다. '마치 그런 것처럼 보이는 것'과 '실제로 그런 것'은 다르다는 것을 기억하자. 내적 비판자가 사용하는 언어는 당신을 자기 자신과 서로 대립하게 만드는 언어임을 상기하자. 그 목소리를 들을 필요도, 믿을 필요도 없다. 이것을 아는 것이 바로 내적 비판자의 목소리를 잠재우는 또 하나의 중요한 과정이다.

이제 감이 오는가? 당신의 마음이 실제로 존재하지도 않는 관계를 자동으로 만들어 내는 방식이 보이는가? 그 '존재하지 않는 진실'로 당신을 벌하는 것도? 당신이 이렇게 자신을 몰아세웠던 예시를 몇 가지 더 적어 보자.

_____
_____
_____
_____

성장 과정에서 내면화된 규칙과 기대

우리는 특정 행동을 학습하면서 그에 대한 규칙도 함께 배운다. 사실 대부분의 규칙은 가족과 공동체, 문화, 사회를 통해 전수받은 것이다. 신체적 안전을 지켜 주는 규칙도 있고, 정서적 고통을 피하도록 만들어진 규칙도 있다. 후자가 바로 내적 비판자가 고수하려는 규칙이다. 우리의 행동이 어떤 결과를 낳는지에 따라 그 행동을 자주 하거나 덜 하게 되는 학습과 달리, 때때로 특정 행동의 결과와 무관하게 그 행동에 대해 학습한 규칙에만 의존하여 행동의 여부를 결정하기도 한다. 예를 들어 사자에게 직접 공격을 당해 본 사람은 거의 없다. 그러나 우리는 "동물원 사자 우리를 넘어가지 마시오. 심각한 상해를 입을 수 있습니다."라는 규칙을 배웠기 때문에 사자에게 공격당한 부정적 결과를 경험한 적이 없음에도 불구하고 사자 우리에 들어가지 않는다. "좌우를 살핀 후에 길을 건너시오."라는 규칙도 같은 원리다.

"감정은 항상 숨겨야 한다. 그래야 약해 보이지 않는다.", "불안을 느끼는 것은 건강한 것도, 정상도 아니다."와 같은 생각들도 규칙이 지배하는 행동의 예시들이다. 그런데 만약 우리가 전수받아 당연하게 여겨 온 규칙들이 실제로는 별 도움이 되지 않는다면 어떨까? 낯선 이야기처럼 들리겠지만 생각해 볼 만한 질문이다.

자신의 사고, 감정, 행동을 인도하는 규칙들을 되짚어 보자. 다음의 연습에서는 그 규칙들이 자신의 삶을 제한하고 있는지, 지금은 예전만큼 힘을 발휘하지는 않는지, 장기적으로 따를 수 있는 규칙이었는지 생각해 보게 될 것이다. 이제 시작해 보자.

연습하기 | 내적 비판자가 제시하는 규칙과 기대

다음은 내적 비판자가 강요할 수 있는 대표적인 규칙들이다. 당신이 따르도록 배운 규칙은 무엇인가? 목록에 없다면 자유롭게 추가해도 좋다.

나는 완벽해야 한다.

모든 실수는 바로잡아야 한다.

무슨 수를 써서라도 평화를 유지해야 한다.

친절해야 한다.

최선을 다하고, 그다음엔 더 잘해야 한다.

좋은 말이 아니라면 아예 입을 다물어야 한다.

실패라는 선택지는 없다.

충분히 전념한다면 무엇이든 할 수 있다.

나보다 더 힘든 사람도 있으니 내가 가진 복을 감사해야 한다.

_____

_____

_____

이 규칙들을 어디에서 배웠는지 적어 보자. 당신에게 이 말을 한 사람은 누구인가? 가족이나 공동체 안에서 특별히 강조되어 온 문화적 규칙이 있는가?

_____

_____

_____

_____

_____

이제 내적 비판자가 가장 자주, 혹은 가장 엄격하게 강요했던 규칙들을 빈칸에 적어 보자.

나는 반드시 _____ (~ 해야 한다)

나는 반드시 _____ (~ 해야 한다)

나는 반드시 _____ (~ 해야 한다)

나는 절대 _____ (~ 하면 안 된다)

나는 절대 _____ (~ 하면 안 된다)

나는 절대 _____ (~ 하면 안 된다)

우리가 언어를 사용하는 방식, 그리고 이를 통해 비교하고 규칙을 정하는 방식이 내적 비판자가 우리에게 말하는 어조를 어떻게 형성하는지 이제 보이기 시작할 것이다.

자신에게 들려주는 이야기

우리는 늘 어떤 사건이나 상황, 자기 자신, 타인에 관한 생각으로 서사나 이야기를 만들어 낸다. 이런 이야기는 1장에서 다뤄 온 요인들, 즉 예민한 위협 감지 시스템, 자신이 세상에 영향을 주고 세상이 자신의 행동을 형성하는 방식의 학습, 타인의 행동 관찰, 언어를 배우고 사용하는 방식, 성장 과정에서 익힌 규칙과 기대 등을 바탕으로 어린 시절에 형성된 것이다. 이 이야기들은 주관적인 해석이지, 반드시 객관적인 사실은 아니다. 그런데도 이 이야기들은 우리가 세상을 인식하고 반응하는 방식을 결정하기도 한다.

이러한 해로운 이야기들은 원래 우리 안에서 시작된 것이 아니다. 그런데도 우리는 이를 내면화하여 결국 우리 자신의 목소리로 만들어 버렸다. 왜 그렇게 되었을까? 어린 시절의 우리는 의도치 않게 이런 해로운 이야기를 형성하는 데 일조했던 사람들이 틀릴 수 있다는 생각을 하지 못했기 때문이다. 그렇다고 이제 와서 그 사람들을 비난하거나 원망할 필요는 없다. 어쩌면 그 사람들은 우리를 도우려고 했거나 그들의 최선을 다했을지도 모른다. 혹은 그 고통스러운 메시지가 그들이 양육된 방식이나 부정적이고 고통스러운 감정을 다룬 씨름의 결과였을 수도 있다. 그들은 그것이 삶의 교훈을 가르치고 단단한 감정을 키우도록 돕는 방법이라고 믿었을지도 모른다. 그 이유를 우리는 끝내 알지 못할 수도 있다.

분명한 것은 그들이 전한 메시지가 우리 정체성의 일부가 되어 온전한 인간으로의 성장을 가로막을 수 있는 상처로 남았다는 사실이다. 이 깊은 상흔은 지속적인 고통을 만들어 내고 또 악화된다. 그러나 비난하기보다는 비판적인 내면의 목소리가 어디서 비롯되었는지 이해하는 것이 그 목소리를 더 지혜롭고 자기자비적인 목소리로 바꿔 놓을 수 있는 방법이다.

어린 시절에 만들어진 이야기는 성인이 되어도 여전히 남아 있을 수 있지만 전적으로 의지하기는 부적절하다. 예를 들어 아홉 살의 당신이 '내 외모가 조금 더 멋졌다면 더 많은 사람들이 나를 좋아했을 텐데.'라는 서사를 마음에 새겼다고 해 보자. 스물아홉이 된 당신이 아직도 이 메시지를 믿고 있다면 사랑을 얻기 위해 외모에 대해 건강하지 않은 결정을 내리고 있을 가능성이 있다. 내적 비판자가 개입하면 이런 이야기는 자신을 바라보는 방식에 부정적인 영향을 미치기도 한다. 그래서 많은 사람들이 "우리의 이야기 그 자체가 우리는 아니다"라는 말에 공감하는 것이다. 물론 우리의 이야기는 중요하다. 상처가 생긴 특정 시점에서 생긴 '각색된 이야기'를 전해 주는 기록이기 때문이다.

우리의 이야기는 고통에 의미를 부여하고, 그 고통의 맥락을 제공하며 그래서 중요하다. 그러나 동시에 그 시점에 일어났던 일이 지금 이 순간에도 일어날 가능성은 매우 낮다는 것 역시 사실이다. '나'라는 존재 안에는 씨실과 날실처럼 깊이 얽혀 있는 이야기들이 있다. 이 이야기들이 우리가 배우고 따르도록 종용된 규칙들, 자신에 대해 처음 새겨졌던 고통스러운 메시지를 강화했던 상황과 관계들을 상기시킨다. 이제 우리는 그 이야기들과의 관계를 수정하는 방법을 살펴보려 한다. 만약 그 이야기들이 지금처럼 고통스럽지 않았다면 우리의 삶은 어떻게 달라졌을까?

이제는 이 이야기들을 한 개인의 '역사'로 바라보려 한다. 다시 말해서 이 이야기들은 우리의 삶을 영원히 지배할 초월적 서사도, 원하면 가볍게 벗어던질 수 있는 과거의 유물도 아니다. 이 이야기들을 우리의 역사로 받아들임으로써 고통스러웠던 시간과 그 고통 속에서 자신을 지키기 위해 형성된 자기 인식을 되돌아볼 수 있다. 이 역사를 인식하고 자비가 스며들도록 마음을 여는 방법들이 있다. 그 열린 마음의 공간에서 우리는 진정으로 원하는 방식으로 행동할 수 있으며, 마침내 우리가 원하는 삶을 살아가기 시작할 수 있다.

자기 자신보다 엄마의 욕구를 우선시해야 했고, 엄마의 감정을 돌보느라 자신의 감정은 억눌러야 했던 제니퍼의 사례를 다시 짚어 보자. 성인이 된 지금도 제니퍼는 누군가 괴로워하는 일이 생기면 그 책임이 자신에게 있을까 걱정한다. 자신의 이야기를 들여다보면서 제니퍼는 자신을 주목받지 못하고 눈에 띄지 않는 존재, 그러나 누군가 고통스러워할 때는 그 사람의 감정을 돌봐야 하는 존재로 여긴다. 이런 경험이 대부분 어린 시절의 일들이며, 지금은 그와 똑같은 방식으로 반복되고 있지 않다는 점을 제니퍼도 인식하고 있다. 지금도 어떤 면으로는 관심을 받지 못하는 순간이 생기기도 한다. 그러나 그런 순간은 누구에게나 생기는 것이며, 그 일이 자신에게 유독 아프게 느껴지는 이유는 어린 시절의 대부분을 그렇게 느끼며 자랐기 때문임을 그녀는 알고 있다.

이제 자신의 이야기를 다시 써 볼 차례다. 자신의 인생사를 이해하고 받아들이면 그 이야기와 지나치게 깊이 동일시되어 그 안에 갇히는 일을 피할 수 있다. 자신의 인생사가 자기자비의 촉매가 되어 자신이 원하는 모습으로 살아가기 위한 행동으로 이어지게 될 것이다.

연습하기 | 당신의 인생사 쓰기

시간을 거슬러 올라가 자신의 자기비판적 목소리가 어떻게 형성되었는지 보여 주는 인생 이야기 몇 가지를 살펴보자. 아래 공간이나 개인 노트에 당신만의 인생사를 써 본다. 그 이야기가 그 당시에는 어떻게 작용했는지, 그리고 지금은 어떻게 작용하고 있는지도 함께 적는다. 당신을 지금 이 자리에 데려다 놓은 배경은 무엇이었는가? 명확해질 때까지 자세히 혹은 간결하게 작성한다.

그 시절 나의 인생사는 어떻게 만들어졌는가: _____

_____
_____
_____
_____
_____
_____
_____
_____
_____
_____

이 인생사가 지금 내 삶에서 어떻게 작용하고 있는가: _____

_____
_____
_____
_____
_____
_____
_____
_____
_____
_____
_____
_____

　내적 비판자가 어디에서 비롯되었는지 알았으니, 그 가혹한 내면의 목소리가 결코 자기 잘못이 아니라는 사실이 점점 더 분명해질 것이다. 우리는 모두 머릿속 어딘가, 그리고 배움의 과정 속에 내적 비판자를 품고 있다. 당신과 마찬가지로 많은 사람들이 비판적인 내면의 목소리를 형성하고 작동하게 만드는 삶의 조건들을 겪으며 살아간다. 이 목소리는 단기적 측면에서는 어려움을 외면하게 돕기도 하지만 결국 장기적으로는 우리에게 더 큰 고통을 선사한다. 자기자비를 키우는 첫걸음은 자신을 다정하게 이해하는 것에서 시작된다.

　아무리 강조해도 지나치지 않은 것이 있다면 그 비판자의 목소리는 잠재울 수 있다는 것이다. 가장 자주 듣게 되는 그 내면의 목소리는 다정하고 자비로운 어조로 바뀔 수 있다. 이제 자비로운 목소리에 연결되어 보자.

연습하기 | 자기자비의 목소리에 귀 기울이기

가슴에 손을 얹고 숨을 깊이 들이마신 다음 자신에게 이렇게 물어본다. '지금 이 순간 나는 어떠한가?' 그리고 귀를 기울인다. 자신의 직관적 자아는 어떤 말을 전하고 있는가? 이 점검의 순간에 떠오르는 내용을 적어 보자.

_____
_____
_____
_____
_____
_____
_____
_____
_____

자신을 부정적으로 느끼게 하고 감정적 고통을 남기는 내면의 목소리를 가지고 있는 것은 대부분의 사람들이 씨름하는 경험이다. 우리는 타고난 기질, 세상에 반응하도록 학습된 태도, 언어를 사용하는 방식 등의 여러 요인들이 결합되어 내적 비판자와 함께 살아가게 된다. 그러나 이 내적 비판자에 대해 더 많이 배우고, 그 목소리가 작동하는 방식을 더 이해하게 되면 그 목소리에 휘둘리는 일이 점점 줄어든다. 그 목소리와 평화롭게 공존할수록 자신의 감정을 담을 공간이 넓어지고, 덜 해롭고 더 유익한 방식으로 다룰 수 있게 된다. 2장에서는 내적 비판자가 어떻게 우리를 눈속임하여 고통을 덜어 주겠다고 약속하는지, 또 실제로는 어떻게 더 많은 고통을 유발하는지 살펴볼 것이다. 자신의 내적 비판자가 상처를 주고 발목을 잡는 방식을 정확하게 알아차리면, 의도적인 삶을 사는 방식으로 응답할 수 있는 더 큰 자유를 얻게 될 것이다.

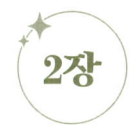

2장 비판적 목소리는 정말 도움이 될까?

우리는 모두 비판적인 내면의 목소리를 가지고 있다. 그 내적 비판자의 말을 듣고 자신을 부정적으로 겨냥하는 메시지에 따라 행동하다 보면 고통스러운 감정에 굴복당하는 느낌을 받는다. 의도적으로 그 목소리를 선택하는 것이 아닌데 왜 여전히 그 목소리에 귀를 기울이는 것일까?

어느 시점부터 우리는 모든 비판적 피드백이 나름대로 도움이 된다고 믿게 되었다. 실제로 도움이 되는 경우도 있다. 2장에서는 이 비판적 목소리가 어떻게 작동하는지 살펴보고, 실제로 도움이 되는 경우가 있는지 또 언제 그렇지 않은지 살펴보고자 한다.

내적 비판자의 역할

궁극적으로 우리의 모든 행동은 어떤 식으로든 기능을 수행하거나 수행해 왔다는 점에서 언제나 타당하다. '역기능적'이라고 생각하는 행동조차도 전체 맥락 속에서 보면 나름의 기능을 수행한다. 예를 들어 분노를 터트리는 행동이 전체적으로 보면 생산적이지 않을 수 있지만, 충족되지 않은 욕구에 대한 반응이라는 점에서 이해가 되는 행동이다. 반드시 잘 해내야 하는 일을 끝내기 위해 밤을 새우는 것도, 자신의 욕구를 표현하는 것이 안전하게 여겨지지 않는 상황에서는 침묵하는 것도 이해가 되는 행동이다. 위협 감지 시스템, 양육자와의 애착, 규칙과 기대, 그리고 언어가 자신의 이야기를 형성하는 방식에 대해 다뤘던 1장의 내용을 떠올려 보자. 자신의 행동이 얼마나 타당했는지 보이는가?

자신의 행동이 맥락 속에서 어떤 기능을 수행해 왔는가? 이 부분을 생각해 보자.

___

___

___

___

___

상황의 맥락은 우리에게 행동의 큰 그림을 보여 준다. 이제 자신의 내적 비판자가 실제로 얼마나 도움이 되는지 그 상황의 맥락을 살펴보자.

연습하기 | 내적 비판자는 언제 등장하는가?

1장에서는 내적 비판자가 '어떻게' 나타나는지에 집중했으니, 이번에는 '언제' 등장하는지 살펴보자. 어떤 상황, 어떤 '맥락'에서 그 목소리가 등장하는가?

자신이 내면의 비판적 목소리를 가장 자주 듣는 상황을 적어 본다. 각 상황을 양육, 자기 자신, 사회적 관계, 과업, 그리고 업무 등의 생활 영역에서 골라 작성한다. 다음은 숀이 작성한 내용이다.

양육: 아들이 십 대 특유의 멍청한 행동을 할 때 나는 부모로서 실패했다는 생각이 든다.

자기 자신: 실수를 하거나 실패를 하는 것은 내가 실패자라는 의미이다.

사회적 관계: 무시당하거나, 한없이 작게 느껴지거나, 묵살당하거나, 거절당할 때마다 나의 내적 비판자가 등장한다.

과업: 프로젝트를 끝내거나, 달리기를 하거나, 힘든 운동을 할 때 나의 자기비판적 목소리가 계속 목표를 향해 나아가라고 으란을 떤다.

업무: 나는 위험 부담이 큰 일, 그리고 고객이나 나에게 중요한 일을 할 때 비판적이 된다.

이제 직접 작성해 볼 차례다. 각 생활 영역에 대해 내적 비판자가 가장 강하게 작동하는 상황을 적어 보자.

양육: _____

_____

자기 자신: _____

_____

사회적 관계: _____

_____

과업: _____

_____

업무: _____

_____

당신의 비판자가 가장 자주 등장하는 상황은 언제인가?

_____

_____

삶의 여러 영역에 반복되는 주제나 패턴이 있는지 생각해 보자. 어떤 것이 있는가?

_____

_____

_____

내적 비판자에게 기대하는 기능

인생을 배우는 과정에서 우리는 자기비판적 목소리가 여러 방식으로 도움이 되기를 기대한 경우가 많다. 우리를 정서적 고통으로부터 '안전하게' 지켜 주고, 실수를 막아 주며, 우리를 강하게 만들어 주고, 결정을 쉽게 해 주고, 집단에 소속되고 인정받게 해 주며, 자신과 타인을 비교하게 하고, 과업을 계속 이어 가도록 동기를 부여해 줄 것이라고 기대한다. 이제 이 기능들을 조금 더 자세히 들여다보자.

원치 않는 감정으로부터 자신을 안전하게 지키기

감정은 데이터다. 감정은 정보를 제공한다. 그 자체로 좋고 나쁜 것이 아니라 우리가 자기 자신과 경험에 반응하는 방법을 알려 주는 길잡이인 것이다. 문제는 '나쁜' 감정이 지나치게 '나쁘게' 느껴지는 데 있다. 나쁜 감정은 종종 집이나 사랑하는 사람처럼 안전할 것으로 예상했던 환경에서 작동한다. 이렇게 충족되지 않은 기대가 우리를 사랑받을 수 없는 존재, 가치 없는 존재, 자격이 없는 존재, 혹은 모든 종류의 '~ 하지 못한' 존재로 규정하게 만든다.

우리는 이러한 딜레마를 더 악화하고 굳혀 버리는 문화를 공유한다. 우리는 나쁜 감정에 여지를 주는 대신 항상 '좋은' 생각만 하도록 장려하고, 힘들고 고통스러우며 역겨운 생각은 즉시 없애라고 종용하는 문화에 살고 있다. "그런 썩은 생각은 그만해." 혹은 "긍정적으로 선택해." 같은 말을 들어 본 적이 있을 것이다. 이런 식의 접근은 부정적 감정을 오랫동안 잠재우지 못한다는 문제점이 있다. 부정적 감정은 대개 훨씬 고통스러운 형태로 되돌아온다. 고통스러운 감정으로 다시 회귀하고 이를 없애려는 시도가 반복적으로 실패하면 이렇게 느끼는 원인이 바로 자신에게 있다고 생각하기 시작한다. 여기서 비판적 판단과 부정적 이야기들로 정신을 어지럽히며 퍼부어 대는 내적 비판자라는 씨앗이 싹트는 것이다. 그러면서 원래 그 고통스러운 감정이 전하려던 메시지, 즉 상황과 사람, 장소, 혹은 자신의 욕구에 대한 정보를 영영 놓치게 된다.

1장에서는 우리가 어떻게 위험을 피하도록 타고났는지, 그리고 고통스러운 감정을 나쁜 것, 심지어 위험한 것으로 간주하여 피하는 방식으로 살아가는 규칙을 어떻게 배우게 되었는지 살펴보았다. 자신의 내적 비판자가 고통스러운 감정을 유발하는 상황에서 지적하는 장면을 상상해 보자. 아마 죄책감, 패배감, 반감, 거절의 고통 등의 감정일 것이다. 태어날 때부터 우리에게 있던 자기비판적 목소리가 우리를 고통에서 구하려 애쓸 것이다. 그러나 '괜찮아, 슬퍼하지 마.'라고 속삭이는 것이 아니라 '슬픈 감정은 금지야. 불쌍한 척하지 마! 그런 건 전부 안 돼! 지금 당장 멈춰!'라고 소리를 지를 것이다.

감정적으로 고통스러웠던 상황을 세 가지 적어 보자.

1. _____
2. _____
3. _____

각 상황에서 내적 비판자가 뭐라고 소리치는가?

1. _____
2. _____
3. _____

우리가 내적 비판자가 이렇게 소리를 지르게 두는 이유는 고통스러운 감정을 피하는 것이 유익한 것처럼 보이기 때문이다. 그러나 이 전략은 두 가지 이유로 효과적이지 않다. 첫째, 비판자는 우리를 비하하고 사기를 꺾어서 그 순간에 일어나는 사건보다 훨씬 더 충격적이고 오래 지속되는 감정적 고통을 남긴다. 둘째, 궁극적으로 봤을 때 감정적 고통을 외면하는 것이 생각만큼 유용하지 않다! 풍요롭고 생기가 넘치는 삶에는 고통도 존재한다. 고통에 대한 내성이 전혀 없는 상태로 고통에 등을 돌리는 것은 의미 있는 순간에 등을 돌리고 의미 있는 삶을 거부하는 것과 같다.

내적 비판자는 원치 않는 부정적 감정을 회피하게 함으로써 우리를 '안전하게' 지키려 하지만, 이런 감정도 정당하고 자연스러우며 정상적인 것이다. 긍정적 감정만큼 마땅히 주목받고 존중받아야 한다.

실수를 막아 주기

내적 비판자는 우리가 '실수'를 피하도록 돕는 역할도 한다. 많은 사람들이 그러하듯 당신 역시 항상 최선을 다하고 싶을 것이다. 그래서 완벽함을 기대하는 자기비판적 목소리를 귀담아듣는다. 하지만 완벽함이란 어디에도 존재하지 않아 가질 수 없는, 마치 유니콘 같은 것이다. 그러나 내적 비판자는 개의치 않고 우리가 실수를 반복하지 않도록 수많은 방법을 동원하여 우리를 지적한다. 슌의 사례를 살펴보자.

숀은 가까운 친구들과 소규모 모임을 정기적으로 갖고 있었다. 그런데 친구들과 만날 때마다 그녀의 내적 비판자도 그 자리에 등장해서 그녀의 모든 말에 트집을 잡았다. '친구들에게 왜 그런 말을 했어? 멍청하게 들려.' 한번은 친구들과의 대화 중에 꼭 하고 싶은 말이 있어서 다른 친구의 말을 끊고 불쑥 말을 해 버렸다. 그런데 그 친구가 멈추지 않고 이야기를 이어 가는 바람에 아무도 숀의 이야기에 반응하지 않았다. 그러자 숀의 내적 비판자가 날뛰기 시작했다! '세상에, 어쩜 그리 무례하고 뻔뻔하니! 왜 그랬어? 모두들 네가 관종이라고 생각할 거야. 어차피 시시한 말이었는데.' 그 순간 이후로 숀은 자기가 말을 너무 많이 하거나 멍청한 이야기를 할까 봐 걱정되어서 입을 굳게 닫았다.

숀의 내적 비판자가 고치려 했던 실수들을 나열해 보자.

_____

_____

_____

   '말이 너무 많음', '참지 못함', '자신의 이야기가 중요하다고 생각함', '재미있는 이야기를 알고 있다고 단정함' 등의 내용을 적었을 것이다.

그렇다면 그녀의 내적 비판자가 피하게 만들려 했던 고통은 무엇이었을까?

_____

_____

_____

내면의 비판자에게 귀를 기울인 결과가 어떠했는지 살펴보자.

   그 일이 있고 난 뒤 숀의 불안은 더 심해졌다. 더 이상 친구들과의 대화에 끼지 않았다. 다른 여성들의 행동을 과하게 의식하면서 그들이 점점 자기에게 관심을 주지 않는다고 상상하게 되었다. 두통이 심해져서 모임에서도 일찍 자리를 떠야 했다. 집에 돌아오면 울음이 터졌다. 사람들과 어울리지 못한다는 생각, '진짜' 친구를 갖지 못할 거라는 생각, 급기야 곁에 아무도 없이 쓸쓸하게 죽을 것이라는 생각에 잠식되어 갔다.

이번에는 당신의 경우를 생각해 보자. 자신의 내적 비판자가 경고했던 최근의 '실수'는 무엇이었는가?

_____
_____
_____

그 내적 비판자는 당신을 어떤 고통으로부터 피하게 해 주려고 했던 것일까?

_____
_____
_____

우리가 실수라고 인식하는 것과 고통의 두려움은 대부분 정확하지 않다. 이 점을 기억하면서 다음의 질문에 답해 보자.

자신의 내적 비판자에 귀를 기울이면 그 목소리가 잠잠해지는가 아니면 더 격해지는가?

_____

내적 비판자를 따르면서 삶의 지경이 넓어졌는가 아니면 더 좁아졌는가? 그 과정을 기술해 보자.

_____
_____

결과적으로 그 교정이 성공했는가? 어떤 결과가 생겼는가?

___

상처받지 않도록 강인하게 만들기

어느 순간부터 우리는 '엄한 사랑'이 좋은 거라고 믿게 되었다. 명예로운 훈장처럼 견뎌야 하는 것이라고 말이다. 그 결과 우리는 자신의 내적 비판자에게 단순한 실수와 그로 인해 동반되는 불편함을 피하도록 맡겨 두는 것은 물론, 우리를 정신 차리게 만들어 주기를 기대한다. 인생을 살다 보면 우리가 모르는 상처와 위험이 찾아올 때가 있는데 바로 그런 순간에 이 비판자는 우리를 공격한다.

'빨간 모자 이야기'를 알고 있는가? 옛이야기들이 그렇듯 이 이야기도 아이들에게 세상의 위험을 알려 줘서 위험한 행동에 대해 겁을 먹도록 만드는 교훈담으로 구전되기 시작했다. 원래의 프랑스 버전에서는 빨간 모자가 말을 듣지 않은 대가로 빨간 모자, 할머니, 그리고 나무꾼이 모두 늑대에게 잡아먹히는 끔찍한 결말에 이른다. "멍청하게 혼자 나서지 마라. 너의 실수로 너는 물론, 다른 사람들까지 다치거나 더 심각한 일을 겪게 된다."라는 교훈을 전한다. 우리의 내적 비판자는 이런 경고성 교훈이 만들어 낸 것이다.

우리를 꾸짖고, 가치를 깎아내리며, 그 자리에 주저앉히는 내적 비판자를 우리가 정당화하는 이유는 뻔뻔해져야 하고, 안전하게 대처해야 하며, 실망을 무시하고 감정을 숨겨야 한다는 그 말들을 어쨌든 건강하고 유용한 전략이라고 여기기 때문이다. 그래서 도서관에서 마주친 사람에게 관심을 보이며 커피를 마시자고 물어보는 정도의 도전을 해 볼까 하다가도 내적 비판자가 '네가 뭐라고 데이트 신청을 해? 네가 올려다볼 수 있는 급이 아니야. 대놓고 비웃을 거야.'라고 지껄이게 허락하고 고분고분 동의하며 총알을 피했다고 생각한다. 정말로 총알을 피한 것이었을까?

내적 비판자는 단순함을 사랑한다. 모든 것을 옳고 그름, 좋고 나쁨, 건강함과 유해함, 아름다움과 추함 등의 간결한 범주로 나눈다. 이런 방식은 우리가 결정을 내리기 쉽게 만든다. 이 비판자는 극단적 사고를 통해 오직 '예'와 '아니오'의 두 가지 선택지만 제시한다. 군더더기 없는 흑백의 이분법을 들고, 실수를 쉽게 제거하고, 이상적이며 흠 없는 존재가 될 수 있다고 약속한다. 이론상으로는 더 빠르고, 더 확신 있는 판단을 내리게 해 주는 것이다. 그렇지 않은가?

그러나 현실은 다르다. 삶이란 끝없이 복잡하고, 얽히고설켜 있으며, 풍성하고, 극적이다. 사실상 총천연색 무지개가 등장하는 다채로움 그 자체이지, 내적 비판자가 갈망하는 흑백의 세상이 아니다. 두 극단만을 바라보는 시각은 삶을 고문 수준으로 제한하는 것이다. 내적 비판자는 절대적인 판단을 내리면서 삶의 사건, 학습 곡선, 개인적 성장, 인간이라는 존재가 가진 다양한 사고 과정의 자연스럽고 미묘한 기복들을 인정하지 않는다. 우리의 존재를 극단화하면서, 성공과 실패라는 그 협소한 인식을 넘어서는 내재된 가치의 진가를 알아볼 기회를 훔쳐 가는 것이다.

예를 들어 '게으름'이라는 꼬리표를 생각해 보자. 이 꼬리표는 우리가 가끔 실행으로 옮기기 어려워하는 그 미묘한 이유를 설명하지 못한다. 내적 비판자는 '야망 없음' 같은 하나의 흑백 기준으로 '게으르다'라는 엄격하고 부정적이며 단정적인 판단을 내린다. 우리가 '충분히' 하지 못하는 이유를 전체적인 맥락에서 파악하지 않는 것이다. 건강상의 문제가 생겼을 수도, 번아웃을 겪는 중일 수도, 가치감의 부재를 경험하는 중일 수도 있음을 고려하지 않는다. 본질적으로 내적 비판자는 맥락이나 기능은 전혀 고려하지 않은 채로 인색하고 판단적인 꼬리표를 무턱대고 붙여 버린다. 우리를 편협한 틀에 고정하고, 결국엔 위험에 도전하고 호기심을 충족하며 새로운 경험을 포용하는 충만한 삶을 살지 못하게 하는 것이다.

다음은 극단적 혹은 이분법적 사고로 고군분투하는 순간에 도움이 되는 글쓰기 질문들이다. 그러한 사고 패턴을 인식하고, 자기자비의 마음으로 이해하며, 보다 미묘한 차이를 보는 시각을 파악하게 될 것이다.

연습하기 | 미묘함 인식하기

'또 망쳤군! 넌 너무 멍청해서 언제나 망치는 거야.'와 같이 내적 비판자가 이분법적 언어를 사용했던 순간을 떠올려 본다. 어떤 말을 했는가?

_____

_____

_____

_____

내적 비판자가 사용했던 언어와 전달한 메시지는 그 상황의 다른 요소들까지도 극단적 혹은 이분법적으로 분류했는가? 위의 예시는 '멍청함 혹은 똑똑함'의 극단으로 분류한 경우이다. 당신의 경우에는 어떤 이분법적 분류가 사용되었는지 적어 보자.

_____
_____
_____

이제 시야를 넓혀 내적 비판자가 했던 말을 보다 넓은 시각으로 이해해 본다. 그 상황에서 작용하고 있던 다른 요소들은 무엇인가? 그 상황의 복잡함을 밝혀 주는 구체적인 요소들이 보이는가?
예) 아기가 밤새 울다가 겨우 잠이 든 사이에 나도 잠이 든 바람에 제시간에 전화를 걸지 못했다.

_____
_____
_____
_____

이렇게 프레임을 넓히면 보다 섬세한 시각이 생기는가? 이 상황과 자신의 행동을 더 풍부한 맥락과 복잡성을 고려하여 이해하는 새로운 방식을 적어 본다.
예) 나는 멍청하지 않다. 너무 지친 상태라서 그저 5분만 눈을 감고 싶었던 것뿐이다.

_____
_____
_____
_____

집단 안에 남거나, 집단을 앞서거나

우리는 종종 더 큰 사회적 집단 안에 소속되어 있는지 확인하기 위해 자신을 평가한다(Deutsch & Gerard, 1955; Festinger, 1954). 일부 이론에서는 이를 집단을 안전하게 유지하던 조상들의 생존 전략에서 유래한 것으로 보기도 한다(Morgan & Laland, 2012). 물고기 떼를 떠올려 보면 이해하기 쉽다. 물고기들은 획일적인 패턴으로 함께 헤엄치는데, 그 패턴에서 벗어나는 개체는 시선을 끌어 무리 전체를 위험에 노출할 수 있다. 이러한 충동은 인류와 함께 진화해 왔다. 지금 우리는 물리적·생존적 안전의 이유가 아닌 매력, 지능, 부, 성공 등의 개인적 특성을 유지하기 위해 집단과의 순응을 점검한다(Wills, 1981). 소셜 미디어의 폭발적인 확산은 이러한 사회적 비교를 우리의 눈앞까지 끌고 왔다. 자기 자신을 쓰레기처럼 느끼는 가장 빠른 직행열차가 바로 소셜 미디어다. 타인과 비교하는 순간 '나는 충분하지 않다'는 렌즈로 자신을 바라보게 되기 때문이다. 그리고 그것이 바로 내적 비판자의 목소리다.

이것은 소셜 미디어 사용에만 국한된 문제가 아니다. 우리의 내적 비판자는 삶의 여러 영역에서 우리가 얼마나 뒤처지는지 주시하고 있다. 이는 새로운 이야기는 아니다. 100년도 더 전에 사회 계급의 사다리를 주제로 연재하던 한 신문 만화의 제목이 〈존스 가족 따라잡기〉였으니 말이다. 사다리는 뒤처짐에 대한 공포를 상징적으로 표현한 비유였다. 집단의 일원이 되고 싶은 욕구는 너무나 중요하게 느껴지기 때문에 우리는 '더 많은 것이 더 좋은 것'이라는 관점으로 집단원이 되려고 지나치게 애를 쓴다. 그저 집단의 한 자리를 차지하고 유지하는 것으로는 충분하지 않을 것 같아서 더 앞서 나가고, 더 많이 하며, 더 잘하기 위한 고군분투가 더 안전하고 유리하다고 여긴다. 더 잘하지 않으면 충분하지 않다고 말이다.

우리가 살아가는 이 과도한 경쟁 사회에서는 있는 그대로의 모습으로는 결코 충분하지 않다고 우기는 메시지를 쉽게 접하게 된다. 웃을 때 보이는 치아는 더없이 하얘야 하고, 자녀는 최고의 학교에 보내야 하며, 결혼식은 가장 마법 같아야 하는 등의 광고가 쉴 새 없이 쏟아진다. 옆집 철수네 가족이 좋은 것을 했다면 나도 그 정도는 해야 한다. 더하면 좋고. 최고가 옳은 것이고 바람직한 것이며, 반드시 해야 하는 것이고 좋은 것이다. 최고가 아니라면 좋은 사람이 아니고, 좋은 사람이 아니라면 분명 나쁜 사람이다.

결국 우리는 뛰어나지 못할 때마다 내적 비판자가 경고하기를 기대하게 되고, 분발해야 하며, 결국 항상 그런 상태를 유지하게 된다. 더 나아지는 일은 마치 자기 꼬리를 물려는 호랑이처럼 끝이 없는 과업이다. 더 나아질 여지는 언제나 존재하기 때문에 우리는 절대 그 목표에 도달할 수 없다. 내적 비판자는 우리에게 더 많이 해야 하고, 충분하지 않다고 쉬지 않고 상기시킨다. 루스벨트 대통령이 말했듯이 비교는 기쁨을 앗아 가는 도둑이다. 비교가 어떻게 기쁨을 훔쳐 가는지 다음의 예시들로 확인해 보자.

"나는 _____ 만큼 좋은 엄마가 아니야."

"우리 부부는 _____ 처럼 이야기도, 데이트도 많이 하지 않아."

"나는 _____ 처럼 팀을 만들지도 못했고, 그 학교에 입학도 못 했어."

"저 사람들은 승진했는데! 나는 뭐가 문제일까? 왜 나는 승진하지 못한 거지?"

자신이 어떤 비교를 하는지 세 가지를 적어 보자.

1. _____
2. _____
3. _____

충분하지 않은 존재라는 감정을 증폭하는 비교는 이보다 훨씬 더 많다. 그러나 내적 비판자를 자기자비의 목소리로 전환하게 되면 자신을 향해 '나는 지금도 충분해.'라고 말할 수 있게 된다. 설령 충분하지 않은 부분이 있더라도 자비로운 마음으로 친절하고 다정하게 필요한 일을 해낼 수 있다.

연습하기 | 기대에 부합하는 법

자신의 자기비판적 지적이 타인과 비교한 매력, 지능, 부, 성공 등의 개인적 특성과 어떻게 관련되는지 살펴보자. 자기비판적 지적을 최대한 많이 기록한다.

_____
_____
_____
_____

친구, 직장 동료, 가족과 시간을 보낸 후 자신에 대해 어떻게 느끼는지 적는다.

가까운 친구의 파격적 승진이나 포상 소식 등 타인의 소식을 들은 후, 대체로 자신에 대해 어떻게 느끼는지 적는다.

승진이나 포상을 받게 된 후, 혹은 중대한 성취를 이룬 후에도 자신의 상황을 타인의 성공과 비교하기도 한다. 항상 더 잘해야 한다는 필요에 대해 적어 보자. 이런 태도가 어떤 감정을 느끼게 하는가?

소셜 미디어에서 친구, 직장 동료, 인플루언서의 소식을 접했을 때 자신에 대해 대체로 어떤 감정이 드는가? 비교로 인해 생겨난 자기 판단을 작성해 본다.

이런 상황이 생기면 우리는 대단한 것을 가졌거나 멋진 일을 하고 있지 않다고 가정하게 된다. 비교는 교활하다. 방금 새 차를 구매했거나, 조금 전에 배우자가 믿을 수 없을 정도로 다정하고 사려 깊은 행동을 했거나, 방금 작성한 제안서가 거물급 고객으로 이어졌다 해도 비판적인 내면의 목소리는 그 상황에 의문을 제기한다. '누군가는 더 좋은 차를 샀겠지?', '더 세심하거나 더 매력적인 배우자도 있겠지?', '더 큰 고객을 따낸 사람은 누구지?' 이런 일은 우리의 내적 비판자가 우리의 성취를 우리 스스로 세운 개인적 기준과도 비교하기 때문에 생긴다. 클레어의 경우를 살펴보자.

성인이 된 후에도 클레어는 여전히 아버지와 힘든 관계를 이어 갔다. 아버지가 무언가를 요청할 때마다 자신의 필요를 제쳐 두고 아버지의 요구를 곧바로 들어주는 것이 평생 굳어진 삶의 패턴이었다. 그럼에도 불구하고 클레어는 아버지를 무척 사랑했고, 아버지를 존중하고 친절하게 대하는 것이 너무나 중요하다고 강조했다. 치료 과정에서 아버지와의 관계에 경계를 세우는 연습을 하고 있었는데 그때 아버지가 치매 판정을 받고 말았다.

어느 날, 아버지가 반복해서 클레어에게 전화를 걸었다. 상사와 팽팽한 긴장감이 감도는 회의를 하고 있던 클레어는 계속 집중이 끊겼고, 결국 아버지에게 소리치고 말았다. "전화 좀 그만 하세요! 얼마나 성가시게 하고 있는지 아세요? 지긋지긋해요, 정말. 저녁은 다른 사람에게 부탁하세요. 지금 저도 중요한 일을 하고 있다고요!"

전화를 끊자마자 클레어는 망연자실했다. 자신의 기준에 미치지 못했기 때문이었다. 클레어의 자기비판적 목소리가 그녀에게 말했다. '아빠에게 필요한 인내심과 친절을 드리지 않다니, 너는 끔찍하고 이기적인 인간이야. 넌 돌봐 줄 가치가 없는 존재라던 아빠 말이 어쩌면 맞을지도 몰라.' 클레어는 회사에서 일을 제대로 할 수 없었고, 며칠 동안 밥도 제대로 먹지 않았으며, 심지어 자살까지 고민했다. 클레어의 비판자는 자신의 기준에 부합하지 않는 삶은 절대 용납할 수 없을 정도로 단호했다.

어떤 생각이 드는가? 클레어가 당신의 친구였다면 그녀를 이기적이고 끔찍한, 사랑을 받을 자격도 없는 인간이라고 생각했을까? 우리가 스스로에게 세운 기준에 미치지 못할 때는 깊은 수치심에 빠질 수 있다. 그러나 이 질문을 타인에게 던진다고 생각해 보면 그렇게까지 큰 수치심을 느낄 일이 아니라는 걸 깨닫게 된다. 완벽한 사람은 아무도 없으니까. 이런 너그러움을 자신에게도 베풀고 있는가? 스스로 세운 기준에 미치지 못할 때 느끼는 수치심을 들여다보자.

연습하기 | 개인적 기준

내적 비판자는 흔히 지시의 형태로 말한다. '~ 해야 한다'와 '~ 했어야 했다'와 같은 표현을 쓰면서 턱없이 높은 기대와 기준을 제시한다. 자기비판적인 내면의 목소리가 쓰는 지시어들을 확인해 보자.

무엇을 해야 하고 어떤 사람이 되어야 하는가? 여기서 말하는 것은 우리가 '해야' 하고, 그것도 완벽하게 해내야 한다고 믿는 생각들이다. 예를 들면 다음과 같다. '나는 가족을 위해 매일 저녁 식사를 직접 준비해야 한다.', '직장에서 유능하게 보이려면 남보다 일찍 출근하고 늦게 퇴근해야 한다.'

_____

_____

_____

_____

자신의 '해야 한다', 즉 항상 해야 하고 혹은 해서는 안 된다고 생각하는 것들을 생각해 보자. 예를 들어 '나는 언제나 행복해야 하며 불평해서는 안 돼.'와 같은. 자신의 내적 비판자가 어떤 말을 하는지 적는다.

나는 _____

_____

_____해야 한다.

나는 _____

_____

_____해서는 안 된다.

동기 유지하기

어쩌면 우리는 엄격하고 비판적인 언어가 사람을 움직이게 하거나 변화하게 만든다고 믿도록 이끌려 왔는지도 모른다. 그러나 이렇게 가혹한 압력은 전혀 동기 부여가 되지 않는다. 우리는 우리를 응원하고, 앞으로 나아가도록 밀어 주며, 자신감을 북돋아 주고, 과제를 끝내는 힘을 길러 주는 목소리를 원하지만 내적 비판자는 오히려 우리를 그 자리에 주저앉게 만든다. 그 누구에게도 진정한 동기를 만들어 주지 않는다. 오히려 다시 일어서서 시작하겠다는 결단을 하기도 전에 고통과 괴로움부터 끌어낼 뿐이다.

걸음마를 배우는 아기를 떠올려 보자. 아기는 넘어질 것이고 넘어지는 것이 당연한데 "이 멍청한 아기, 대체 뭐가 문제니? 더 잘할 수 있잖아. 그만 좀 넘어져. 일어나서 걸어!"라고 말하는 사람이 있을까? 그런 말을 한다는 생각만으로도 우린 욕지기가 솟는다. 혹시 그 아기가 일어서서 걷게 되더라도 그 과정에서 어떤 대가를 지불했을까? 그 가혹한 말들은 아기의 자존감을 무너뜨리고 아기는 안도감과 자신감, 그리고 주체성에 손상을 입었을 것이다. 그런데 바로 그 가혹한 언어를 우리는 매일 우리 자신에게 쓰고 있는 것이다.

실제로 동기를 부여하는 것은 응원의 언어다. 넘어진 후에 "좋아, 잘했어. 너무너무 자랑스러워. 지금 걷고 있네? 세상에, 다시 일어섰구나. 조금 더 걸을 수 있겠어!"와 같은 말을 들었다면 아기는 어떤 감정을 느낄까? 정말로 다시 일어서서 조금 더 걸을 준비가 되어 있을 것이다. 이것이 실제로 동기를 부여하는, 응원이 작동하는 방식이다.

우리가 비판자의 말을 계속 듣게 되는 이유는 그것이 처음에는 유용하고 생산적인 기능을 할 것처럼 기대하게 만들기 때문이다. 우리는 내적 비판자를 우리에게 필요한 것을 알려 주는 조력자로 여긴다. 달갑지 않은 감정이 생기는 상황을 예측하고, 실수가 생길 수 있는 순간을 미리 경고하며, 원하는 사회적 위치를 지키도록 예의 주시하고, 작업을 지속하도록 동기를 주는 건 도움이 되는 것 같으니 말이다. 그렇지 않은가?

그런데 자신의 비판자가 제공하는 이런 피드백의 가장 강력한 특징은 관찰이나 유용한 조언이 아니라 그 내적 비판자가 얼마나 잔인하게 우리를 파괴하는가에 있다. 그 목소리가 우리에게 붙였던 끔찍한 명칭들을 떠올려 보자. 현실의 조력자였다면 그런 식으로 말을 하도록 놔뒀겠는가? 절대 그렇지 않았을 것이다. 그렇다면 대체 왜 우리는 자기 자신에게 그런 식으로 말을 하게 내버려두는 것일까?

비판자의 실제 기능: 처벌

지금까지는 내적 비판자의 실제 기능이 아닌, 대다수가 일반적으로 기대하는 기능을 살펴보았다. 그 민낯을 보려면 우선 '기능'이라는 단어의 의미를 알아야 한다. 흔히 기능이란 어떤 것이 완수하는 역할이나 목적의 의미로 사용한다. 그러나 우리가 실제로 의미하는 바는 기대되는 결과, 즉 우리에게 어떻게 해 주기를 바라는 것이다. 비판자의 목소리가 (문제를 해결해 주고, 지침을 주고, 비교할 자료를 주고, 더 행복하게 만들어 주는 등) 우리를 위해 해 주기를 기대하는 것과 실제로 제공하는 것을 혼동해서는 안 된다.

내적 비판자가 옳은 일을 해 주고 안전하게 지켜 줄 것이라 믿는 우리의 높은 기대감이 결국 우리의 운전대를 그 목소리에게 넘겨준다. 이 운전자가 모든 상황을 훤히 알고 있는 것처럼 보이지만 실제로는 우리가 원하는 목적지와는 다른 방향으로 이끌고 있다.

용기를 북돋아 주는 동기 부여자인 줄 알았던 내적 비판자는 대개 인정사정없는 처벌자의 모습을 드러낸다. 못된 말을 퍼붓고, 우두머리 행세를 하며 우리를 비난하고, 우리가 '멍청하다'거나 '무능하다'고 단정 짓는다. 자신감을 세워 주는 대신 그 반대의 감정을 느끼게 만드는 것이다.

우리를 조롱하는 이 비판적인 내면의 목소리가 마치 우리의 유일한 목소리라고 믿기 쉽다. 그러나 이 내적 비판자만이 '나'가 아니다. 우리는 훨씬 더 많은 모습을 가지고 있다. 그런데도 이 방식으로만 자신을 대하다 보면 당신이 친절하고 다정하고 부드럽게 다가갈 수 있는 능력도 있다는 사실을 기억하기 어려워진다. 걸음마를 배우는 아기에게 하듯 자신에게도 친절하고 다정하고 부드럽게 대할 수 있다. 부드러운 말을 듣고 일어서서 다시 걸음마를 시도하는 그 아기처럼 우리도 그렇게 다시 일어설 수 있다.

쉬지 않고 이어지는 비판을 듣고, 실수하고 잘못하며, 스스로를 실망시키고, 규칙을 어기고, 연약한 존재가 된 순간들을 반복해서 들춰낸다면 자기 자신을 미워하지 않을 수 있는 사람은 없을 것이다. 처벌적인 내적 비판자를 객관적으로 바라보기 위해 그 목소리가 우리를 어떤 이름으로 부르는지 분석해 보자.

연습하기 | 자신을 부르는 명칭

우리는 자기 자신을 부를 때 쓰는 이름이 있다. 우리가 소중하게 여기는 사람에게는 절대로 쓰지 않을 명칭 말이다. 입 밖으로 꺼내거나 이 페이지에 적기조차 부끄럽고 수치스러운 단어들일 수도 있다. 그런데 그 아픈 단어들을 내면 깊숙한 곳에서 꺼내는 순간, 그 명칭이 붙잡고 있는 고통의 힘이 약해지기 시작한다. 정말 그렇다. 그래도 괜찮다. 이제 믿음을 가져 보자. 클레어가 어떻게 시도했는지 먼저 살펴본다. 당신은 혼자가 아니다. 정말이다.

클레어는 한때 자신을 '뚱뚱하고 역겹고 멍청한 돼지 새끼'라고 불렀다. 마음이 상할 때가 자주 있었는데 그럴 때마다 거의 강박적이고 반복적으로 이렇게 중얼거렸다.

자신을 부르던 상처를 주는 명칭들은 무엇인가? 심호흡을 하고 그 단어들을 적어 보자.

_____

_____

_____

_____

자신을 향해 부르던 끔찍하고, 고통스럽고, 마치 벌을 받는 것 같은 명칭들이 또 있는가? 상담실에 찾아오는 내담자들, 혹은 우리 중 누군가가 스스로에게 했던 말들 중에는 이런 명칭도 있었다.

    나는 말이 너무 많아. 진짜 짜증 나는 인간이야.
    내가 방금 무슨 말을 한 거야. 다들 내가 멍청한 인간이라고 생각했겠어.
    아 진짜! 입 좀 닥쳐! 찡찡대지 말고 주제 파악을 해!

자기 처벌적 표현을 최대한 많이 적어 보자.

_____

_____

_____

_____

      지금 당신의 감정은 어떤지 잠시 점검해 보자. 꽤 불편한 연습이었을 수도 있으니 말이다. 괜히 이것저것 들쑤셔서 더 힘들어지고 좌절감마저 생기기 시작했다면 이런 말들을 자신에게 이미 하고 있었음을 기억하기 바란다. 아마 매일, 어쩌면 많은 이가 그렇듯 대부분의 시간 동안 그랬을 것이다. 이 워크북은 전에 없던 고통을 새로 만들어 내는 것이 아니라 우리가 이미 겪고 있는 고통에 밝은 조명을 비춰 보는 것이다. 내적 비판자를 달래고 그 목소리의 집요함을 누그러뜨리는 자기자비의 첫걸음은 지금 이 순간에 일어나는 것을 알아차리는 능력을 기르는 것에서 시작된다. 지금 우리는 그 연습을 하고 있는 것이다.

연습하기 | 자기자비의 목소리에 귀 기울이기

가슴에 손을 얹고 숨을 깊이 들이마신 다음, 지금 이 순간 느끼는 불편하고 고통스러운 감정에 머물러 본다. 격렬한 저항도, 판단도, 자기 자신에 대한 비판도 없이 할 수 있는가? 더 친절한 존재의 방식과 보다 풍성하고 의미 있는 삶을 향해 나아가는 이 과정에서 생기는 고통에 머무를 수 있는가? 자신이 경험하고 있는 것을 적어 본다.

이제 내적 비판자의 목소리가 우리에게 중요한 일들을 하지 못하도록 막는 방법을 살펴보자. 로한의 사례를 읽고 그에 대해 성찰해 본다.

> 최근에 있던 크로스컨트리 경주에서 로한은 3등 안에 들 것으로 예상되는 선수였지만 계속 선두 그룹에서 뒤처졌다. 선두로 결승선을 통과하지 못한 정도가 아니라 열 명의 선수들 중 5위로 통과했다. 결승선에 다다랐을 때 그의 자기비판적 목소리가 너무나 강해서 로한은 경기 후 축하 파티에 참석하지 않고 곧바로 집으로 돌아가서 침대에 누워 사흘간 꼼짝도 하지 않았다.

로한의 내적 비판자가 경기 도중과 그 후에 어떤 말을 했을지 상상해 본다.

기대했던 기능과 실제 기능의 차이를 떠올려 이 비판적 사고가 실제로 로한에게 어떻게 영향을 미쳤는지 생각해 본다. 이러한 생각들은 실제로 어떤 목적을 수행했는가? 로한의 자기비판적 말의 기능을 적어 보자.

___

___

___

___

로한의 자기 대화는 궁극적으로 그를 선두 그룹으로 이끌지 못했음을 확인했을 것이다. 경주를 마치는 순간이나 모든 선수들의 노력을 축하하는 기쁨, 5위라는 꽤 괜찮은 성과마저 즐기지 못하게 막았다. 그 결과 자신에게 일어난 일, 실패로 여기는 결과, 수치심, 그리고 고통으로 마음을 졸이며 오랜 시간 침대에 묶여 있게 만들었다.

내적 비판자의 실제 기능과 우리가 생각하고 기대하는 기능을 비교해 보면, 내적 비판자가 실제로 우리를 정말 끔찍하게 느끼도록 기능한다는 점이 명확해진다. 로한의 경우는 분명 그랬다.

연습하기 | 내적 비판자의 목소리에 귀를 기울인 결과 확인하기

자신의 비판적인 목소리가 축하의 순간을 건너뛰고 곧바로 침대에 누워 버리고 싶은 감정을 느끼게 했던 순간을 기억해 본다. 자신의 내적 비판자가 전한 메시지가 그 의도했던 기능을 해내지 못했던 최근의 상황을 떠올려 본다. 그때 그 비판적 목소리가 어떤 이야기를 했는지 적어 보자.

___

___

___

___

이제 그 비판적 목소리가 이루려 했던 결과를 생각해 보고, 그 의도를 적어 보자.

자기비판적 목소리에 귀를 기울인 실제 결과는 무엇이었는가? 다시 말해서, 어떤 결과가 생겼는가? 단기적 영향과 장기적 영향을 모두 적어 보자.

내면의 코치: 나를 성장시키는 내면의 목소리

'잠깐! 내면의 목소리가 도움이 되었던 때도 있어! 언젠가 회사에서 야근을 하는 게 정말 중요하다고 내게 상기시킨 적이 있어. 프로젝트를 마무리하는 중이었는데 좀 피곤했지만 사무실에 남아 끝까지 해냈지. 상사가 그걸 봤고, 그 덕분에 승진하게 되었는걸.'이라고 생각하고 있을 수도 있다. 훌륭하다. 가끔 내면의 목소리가 생산적이고 도움이 되기도 하는 것이 사실이니까.

그런데 사실 그건 내적 비판자가 아닌 완전히 다른 목소리다. 곧 이 목소리에 대해서도 알아볼 것이다. 내적 비판자는 냉정하고, 깎아내리며, 엄격하고, 판단적이다. 우리가 스스로에 대해 더 좋은 감정이 아니라 더 나쁜 감정을 느끼게 만든다. 직장에서 좋은 성과를 내는 가치에 대해 내적 비판자는 '당연히 야근하면서 그 프로젝트를 마무리해야지. 하지만 그렇다고 달라지는 건 없어. 어차피 제대로 마칠 만큼 똑똑한 사람이 못 되니까.'라고 말할 것이다. 내적 비판자는 이런 식으로 말한다.

반면 어떠한 비판도 없이 우리를 격려하고 지지하며 인도하는 내면의 목소리를 '내면의 코치'라고 부른다. 내면의 코치의 목소리는 효과적이고, 유용하며, 동기를 북돋아 준다. 코치가 우리에게 제시하는 기준은 타인과의 비교가 아니라 우리 자신의 가치관에서 비롯된다(이 내용은 6장에서 다룬다). 내면의 코치는 중요한 것을 상기시키고 그 방향으로 우리를 부드럽게 이끄는 생산적인 목소리로 생각하면 된다. 그러나 내적 비판자는 우리가 그 목표에 닿을 수 없는 모든 이유를 제공하는 목소리다.

우리는 이 내면의 코치가 우리를 이끄는 유일한 목소리이기 때문에 이 워크북을 읽고 있는 것이 아니다. 그러니 내적 비판자와 내면의 코치를 구분해 보자. 그러면 내적 비판자의 목소리를 낮추고 내면의 코치의 목소리를 더 명확하게 들을 수 있는 법을 배우게 될 것이다. 내면의 코치와 계속 작업을 하다 보면 시간이 걸리겠지만 비판적인 목소리에 휘둘리는 삶에서 내면의 코치의 인도와 도움을 받는 삶으로 전환할 수 있다. 이 책에 담긴 기술을 꾸준히 연습하면 그 전환이 쉬워질 것이다.

멜리사는 무능함과 자기 회의감으로 괴로워하는 젊은 여성이다. 최근 명문 대학의 석사 학위를 받은 그녀는 직장을 찾는 중이다. 여러 제안을 받을 것이라고 기대했지만 아직까지 아무런 연락을 받지 못했다. 멜리사는 친구에게 "그냥 내가 충분하지 않은 거지. 면접도 최악이었어. 전혀 준비가 안 된 애라고 생각했을 거야. 대답도 머저리처럼 했어. 무슨 말을 하고 있는지도 모르겠더라."라고 털어놓았다. 멜리사는 스스로 세운 기대에 맞게 살지 못하는 자신을 질책했다. 그녀의 석사는 전적으로 무용지물이 되었다.

하지만 바로 그 순간 멜리사는 정신을 차렸다. 내면의 코치가 등장할 순간임을 깨달았던 것이다. 멜리사는 더 효과적인 면접을 위해 수정해야 할 것을 파악하고 싶었다. 멜리사는 머뭇거렸거나 미숙했다고 느낀 부분을 목록으로 작성했다. 그런 다음, 면접 과정에서 조금 더 편안하게 느낄 수 있도록 정보를 파악하고, 대인 관계 기술을 연습할 수 있는 방법들을 적었다. 내면의 코치를 소환함으로써 멜리사는 시야를 넓히게 되었으며, 자신감을 높이고 전문 분야를 설명하면서 면접 기술을 향상시키는 계획을 세울 수 있게 되었다.

분명한 것은 내면의 코치가 우리 자신에게 거짓말을 하지 않는 점이다. 내면의 코치는 자신에게 솔직해지도록 돕고, 스스로를 책임지게 만든다. 책임을 진다는 것이 고무적인 이유는 가혹한 처벌 없이도 우리의 행동을 바꿀 기회가 생기기 때문이다. 다음 연습으로 '비판자'가 아닌 '코치'를 선택해 보자.

연습하기 | 목소리 선택하기

고통을 일으키는 상황을 묘사한다.

_____
_____
_____
_____

그 상황에서 달랐기를 바라는 것은 무엇인가?

_____
_____
_____

내적 비판자는 어떻게 응답하는가?

_____
_____
_____

그 메시지를 듣고 난 뒤 어떤 감정이 드는가? 내적 비판자가 더 많은 고통과 괴로움을 느끼게 하는 방식을 구체적으로 설명한다.

_____
_____
_____

내면의 코치는 어떻게 반응하는가? 생산적인 대안을 제시하는가?

_____
_____
_____

내면의 코치에게 귀를 기울인 후 어떤 감정이 드는가?

_____
_____
_____

선택권은 당신에게 있다. 내적 비판자에게 귀를 기울인 후 자신을 부정적으로 느낄 것인가, 아니면 내면의 코치의 말을 듣고 자신을 긍정적으로 느낄 것인가? 두 경우의 차이점을 적은 다음, 하나를 선택한다.

_____
_____
_____
_____
_____

  내적 비판자가 우리를 위해 하는 일은 무엇일까? 바라건대 이 장의 연습들을 통해 내적 비판자가 전하는 목소리가 우리를 부정적으로 느끼게 하고, 의욕을 꺾으며, 그 의도와는 달리 의기소침하게 만든다는 사실을 깨닫게 되었기를 바란다. 자기비판이 수행하는 실제 기능과 기대했던 기능을 구분하는 능력을 기를수록 내면의 유용하고 친절한 코치에게 길을 터 줄 수 있게 된다.

  앞으로는 자기자비가 어떻게 내적 비판자를 내면의 코치로 전환할 수 있는지 알아보게 될 것이다. 3장에서는 내면의 비판적인 목소리를 잠재우고 내면의 코치의 목소리를 발전시키는 일이 중요한 이유를 집중적으로 다룰 것이다. 교묘한 비판자가 저절로 사라지지는 않기 때문이다.

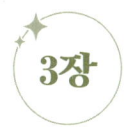

3장 내적 비판자가 고통의 악순환을 만든다

지금까지 우리는 내적 비판자가 우리를 더 나은 존재, 더 안전한 존재로 인도할 것이라는 높은 기대감을 갖고 있었다. 하지만 실제로는 도움보다 해로움을 주는 경우가 더 많다. 내적 비판자와 함께 산다는 것은 부정적인 자기 대화에 끝없이 귀를 기울이는 극심한 고통뿐 아니라 그로 인한 큰 대가도 감수해야 한다는 뜻이다. 내적 비판자는 삶의 기쁨과 의미를 강탈하고, 정신 건강을 약화하는 문제가 반복되는 괴로움과 고통의 패턴을 만들어 낼 수 있다. 이번 3장을 통해 그 대가가 얼마나 큰지 분명히 판단하게 되기를 희망한다. 그러면 자기자비를 해독제로 사용하겠다고 동의하게 될 것이다.

앞에서 언급했듯이 긍정적인 감정과 부정적인 감정은 그 자체로 좋거나 나쁜 것이 아니다. 그저 정보를 제공할 뿐이다. 이번 장에서는 내적 비판자에게 주도권을 넘겨주고 대장 노릇을 하도록 허락하면 어떤 일이 전개되는지 알아본다. 수동적인 자세는 매우 부정적인 결과를 초래할 수 있다. 특히 부정적 감정을 피하는 것이 유용하고 건강한 것이라 믿으며 그 내적 비판자의 '보호적' 시도에 귀를 기울일 때 우울, 불안, 사회적 고립, 수치심 등으로 이어질 수 있는 자기비판적 행동의 악순환이 지속된다. 3장에서는 그 악순환이 어떻게 작동하는지, 그 영향은 무엇인지, 그리고 이를 어떻게 중단할 수 있는지 살펴볼 것이다.

습관처럼 반복되는 고통

우리는 모두 인생을 살아가면서 불쾌한 감정을 경험한다. 감정적 불편함과 고통이 그 자체로 비판적인 내면의 목소리가 활동을 개시했다는 신호는 아니다. 그러나 자기비판적 사고의 습관적 사이클이 고통을 유발하고, 그 감정적 고통에 다시 비판적 사고로 반응하면 정서적 고통은 빈번해지고 참을 수 없는 것이 된다. 자기비판적 사고와 피할 수 없는 고통의 악순환에 반복적으로 갇히게 되면 그 괴로움을 없애기 위해 더 많은 시도를 할 수밖에 없다. 날마다 자신을 비참하게 느끼고 싶은 사람은 없으니까. 그런데 원치 않는 감정을 없애려고 노력할수록 그 감정이 오히려 더 많이 생기는 것 같다고 느낀 적은 없는가? 우리는 모두 이런 경험이 있다.

역설적이게도 감정을 '고치려고' 노력할수록 그 감정에 머무는 시간이 더 길어진다. 불쾌한 감정이 더 오래 지속되는 것이다. 그래서 우리는 그 불쾌한 감정을 바꿔 보려고 더 많은 시간을 쓰고, 그래서 그 감정에 더 오래 매달린다. 비누로 씻고 헹군 다음 다시 비누칠하는 것처럼. 그렇게 고통의 악순환이 만들어진다.

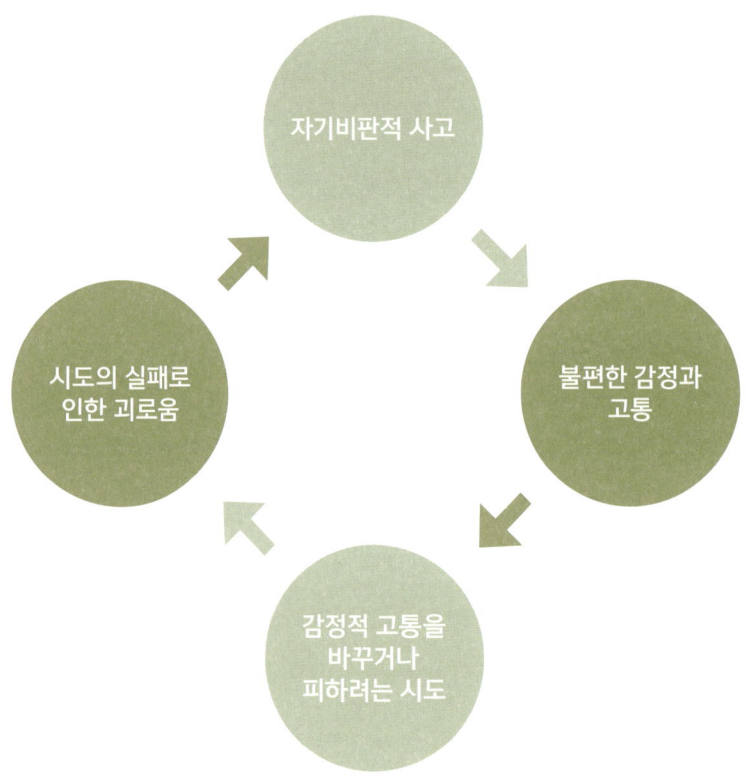

대다수가 그렇듯 당신도 이 자기비판의 악순환을 너무 자주, 그리고 너무 오래 반복한 나머지 자신을 얼마나 가혹하게 평가하고 있는지조차 인식하지 못할 수도 있다. 자기비판이 자신을 대하는 기본 방식이 되어 버려서 스스로를 비판하고 있다는 사실조차 잊었을 수도 있다. 그렇게 불편하고 괴로운 감정을 느끼고 있는지조차 인식하지 못하다가 어느 날 문득 그 끔찍한 감정을 느끼고 있다는 사실에 압도당하기도 한다.

자신을 대하는 방식이 어떤 감정을 만들어 내는지 파악하려면 자신의 행동 패턴을 살펴보면 된다. 이것이 바로 자기자비의 실천이다. 패턴을 파악하는 가장 좋은 방법은 2주 동안 자신을 관찰하고 기록하는 것이다. 2주라는 시간이 특히 할 일이 많은 사람에게는 큰 부담으로 느껴질 수 있는데, 하루에 5분에서 10분 동안 자신의 감정을 간단하게 기록하면 되는 일이다. 이 워크북을 끝까지 진행하면서 기록하는 것도 방법이다. 혹시라도 벅차게 느껴진다면 준비가 되었을 때 다시 이 연습으로 돌아오면 된다. 예시 워크시트와 직접 기록할 빈칸 워크시트가 준비되어 있다. 2주 과정의 기록을 위해 추가 워크시트가 필요할 때는 https://siwonbooks.com/adddata에서 양식을 내려받아 출력할 수 있다. 이제 리가 작성한 워크시트를 살펴보자.

연습하기(예시) | 감정 기록하기

상황: 파티에서 친구들에게 농담을 했는데 아무도 웃지 않았다. 파티가 끝난 후에 집에 돌아와 혼자 울었다.

내가 바랐던 것: 내 말을 귀담아들어 주기를 바랐다. 난처함의 고통을 느끼고 싶지 않았다.

내적 비판자가 했던 말: 파티에 있는 동안 '너는 재미없어. 아무도 좋아해 주지 않는 주제야.' 집에 와서 했던 말은 '유치한 어린애. 철 좀 들어라. 한심하다, 정말.'

내가 느낀 감정: 파티에서는 부끄러웠고, 슬펐고, 나 자신에게 화가 났다. 집에 와서는 절망감이 들었다.

내가 한 행동: 파티에서는 다른 방에 혼자 앉아 있다가 일찍 나왔다. 집으로 오는 내내 울었다. 집에 와서 테킬라 석 잔을 마셨다.

그 일의 영향: 아직도 창피하다. 아무도 내 말을 듣지 않았다. 안나와 지나의 약혼 축하 순간도 놓쳤다. 저녁 내내 외로움과, 자리를 뜬 나 자신에 대한 분노와, 아이 같은 행동에 대한 창피함에 휩싸여 있어야 했다. 토할 것 같았고 결국 소파에 쓰러져 잠들었다. 깨워도 일어나지 못하자 룸메이트는 걱정을 하다가 결국 화가 났다.

감정의 강도(1~10): 그 일이 일어난 순간: 8, 다른 방에 있을 때: 9, 다음 날 아침: 7

감정 지속 시간: 3일

이제 계속해서 자신의 경험을 기록해 보자.

| 연습하기 | 감정 기록하기

상황: _____
_____

내가 바랐던 것: _____
_____

내적 비판자가 했던 말: _____
_____
_____

내가 느낀 감정: _____
_____

내가 한 행동: _____
_____

그 일의 영향: _____
_____
_____
_____

감정의 강도(1~10): _____
_____

감정 지속 시간: _____

　　이 워크시트가 부담스럽게 보일 수 있다. 채워야 할 빈칸이 많은 것도 사실이다. 하지만 다른 방법이 있을까? 지금의 방식대로 계속 살아가는 것? 그것이 바로 악순환이다. 자기비판적 목소리와 그 영향을 기록하는 이유는 문제를 해결하지 못하는 낡은 악순환을 끊어낼 수 있기 때문이다. 이 여정에 시간을 투자해서 자기 돌봄이라는 선물을 자신에게 건네 보기 바란다.

연습하기 | 자기비판적 상황 되돌아보기

2주간 감정을 기록하는 연습을 마친 후 당신이 관찰한 내용을 모두 살펴본다. 어떤 경향성이 있는지 확인한다.

일어나거나 변하기를 바랐던 것은 무엇인가?

_____
_____
_____
_____

2주라는 시간 동안 떠올랐던 감정들을 나열해 본다.

_____
_____
_____
_____

그 생각과 감정에 어떻게 반응했는가? 어떤 행동을 했는가?

_____
_____
_____
_____

고통의 강도와 지속 시간은 얼마나 되었는가?

_____
_____

기능 파악하기

이제 2장에서 다뤘던 내적 비판자의 예상 기능과 실제 기능을 살펴볼 차례다. 지난 2주의 기록을 모은 다음, 각 상황마다 내적 비판자가 의도했다고 생각되는 예상 기능을 적어 보자. 2장에서 다뤘던 몇 가지 기능들이 아래에 정리되어 있다. 이 외에도 각자 예상했던 기능들을 추가해도 좋다. 내적 비판자는 다음과 같이 기능하기를 기대했을 것이다.

- 원치 않는 감정으로부터 우리를 보호하기
- 우리가 실수하지 않도록 미리 예방하기
- 상처받지 않도록 우리를 강하게 단련하기
- 결정을 단순화하기
- 집단의 일원이 되거나 집단을 앞서 나가기
- 과업을 지속하도록 동기를 유지하기

다른 것보다 더 자주 등장하는 자기비판적 사고의 유형이나 기능이 있는가? 기록했던 경험들 전반에 드러나는 주제나 패턴을 기록한다.

_____

_____

_____

_____

지금 경험하는 고통의 패턴이 무엇인지 명명하기 어려울 수도 있다. 대부분의 사람들이 그렇다. 쉽지 않은 일이기 때문에 3장의 나머지 부분은 이 주제에 주력하려 한다. 고통의 패턴에 빠져 있으면 그것을 인식하지 못하는 경우가 많다. 고통이 '패턴'이 되면 우리가 느끼는 감정을 별것 아닌 것, 마땅히 겪어야 할 것, 견뎌야 하는 욕구 정도로 믿게 만든다. 내적 비판자가 나의 최대 이익만을 생각한다고 믿도록 속였음을 알게 된 것처럼, 쓸모없는 고통의 악순환에 우리를 붙들어 두고 있다는 것도 알게 될 것이다.

고통의 패턴

자기비판의 악순환은 비판자의 가혹한 목소리와 그에 대한 우리의 반응이 맞물려 생기는 부산물로 우리를 고통스럽게 만든다. 시간이 지날수록, 멈추지 않는 그 고통의 악순환과 씨름하며 대처하는 습관적인 방식이 형성된다. 이러한 대처 경향은 감정적 고통을 피하려는 필사적인 노력에서 비롯된다. 그 순간의 불편하고 아픈 감정을 피할 수 있기 때문에 우리는 그 방식을 반복해서 사용하게 된다. 그렇게 자기비판적 반응의 습관적 패턴이 굳어지는 것이다. 그러나 이러한 회피 중심의 패턴은 종종 장기적으로 더 큰 고통을 일으키면서 도움이 되지 않기도 한다. 이것이 바로 습관적 반응 패턴의 전형적인 모습이다.

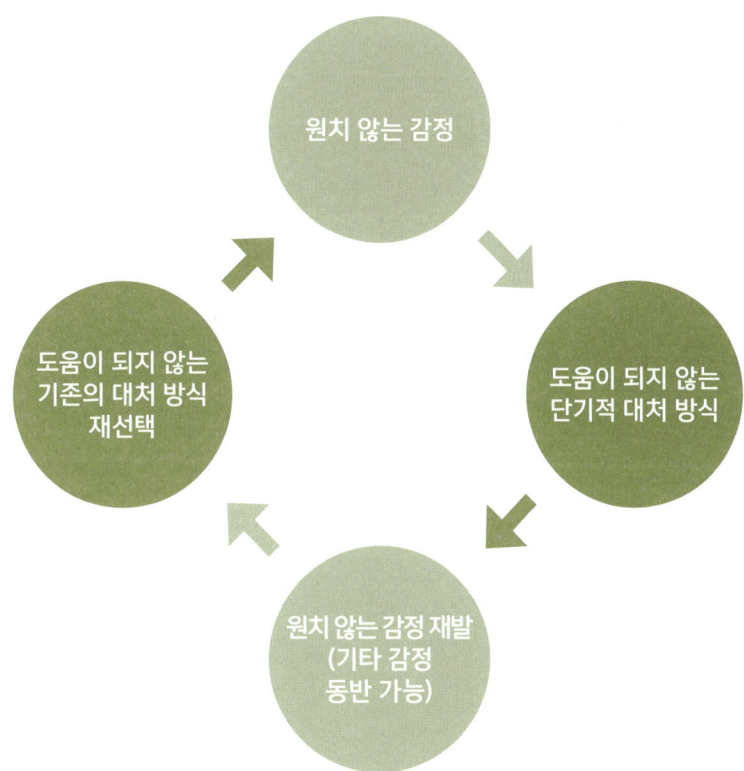

모든 사람의 고통은 각자의 상황에 따라 고유하고 독특한데도 우리는 놀라울 만큼 유사한 방식으로 고통에 대처하곤 한다. 이 워크북에서는 우리가 고통에 대처하는 방식을 '슬픔과 우울로 철수', '불안한 걱

정', '수치스러운 회피'의 세 가지 대표적인 패턴으로 정리했다.

우울과 불안이 극단적인 수준에 이르면 진단 범주 내의 정신 질환과 같은 심각한 상태로 이어질 수 있다. 진단과 치료는 이 워크북의 범위를 벗어나는 주제이므로 우울, 불안, 기타 임상적 수준의 문제에 대한 도움이 필요한 경우에는 정신 건강 전문가의 도움을 받을 것을 권한다. 전문가의 도움이 근본적으로 유익하고, 때로는 생명을 구하기도 한다. 우리는 모두 그런 지원을 받을 자격이 있다.

이제 내적 비판자와 마주한 후에 이런 패턴에 빠졌던 자신의 경험들을 살펴볼 차례다. 설명이 중복되는 부분이 있을 수도 있다. 자신이 가장 자주 느꼈던 고통의 형태는 무엇인가?

슬픔과 우울로 철수

내적 비판자는 우리를 주저앉힌다. 우울하고 침체된 기분을 느끼게 하고, 때로는 침울함에 빠트리며, 무기력하게 만들고, 절망감에 사로잡히게 만들기도 한다. 이런 감정들은 하루 종일 업무를 할 수 있는 상태임에도 불구하고 활력과 기쁨, 목적을 추구하지 못하게 방해한다. 슬픔은 우리를 위축시키고, 관계와 활동에서 이탈하게 만들며, 관심을 잃게 하여 의미 없는 행동을 하게 만든다.

이런 감정이 오랜 기간 지속되어 극단적으로 표현되는 상태가 바로 우울이라는 감정이다. 삶으로부터 너무 멀어져서 어떤 일을 하거나 사람들과 관계를 맺는 것, 심지어 존재한다는 것의 의미마저 의문을 품게 되기도 한다. 우울감을 느끼고 있다고 생각한다면 반드시 전문가의 도움을 구해야 한다.

내적 비판자가 나타나면 침울함이나 슬픔을 느끼는가? 신체적으로는 어떤 반응이 나타나는지 그리고 어떤 행동을 하게 되는지 구체적으로 적어 보자.

_____

_____

_____

_____

불안한 걱정

우울과 마찬가지로 심한 불안도 일상생활을 방해한다. 일상의 과제를 수행할 수 없을 정도로 불안이 심한 경우라면 반드시 전문가의 도움을 받는 것이 좋다. 사실 대다수의 사람들은 때때로 불안을 경험한다. 불안은 인지된 위협과 스트레스에 대한 익숙한 반응인 투쟁-도피-마비 반응의 일부다. 1장에서 우리는 몸과 마음이 방어에 동원되는 방식을 살펴보았다. 위협이 되는 공간과 상황을 피하도록 가르치면서 우리를 안전하게, 살아 있게 지켜 주는 것이 바로 이 반응이다. 이 반응 시스템이 타인과 세상과의 일상적인 상호 작용마저 위험한 것으로 분류하면서 과잉 활성화되면 문제가 생길 수 있다. 이 시스템은 불편한 생각, 감정, 기억, 심상 등의 내적 경험에도 '위협'으로 응답할 수 있다.

걱정은 자기 자신, 타인, 혹은 세상에 닥칠지도 모를 미래의 위협에 대해 과도하게 생각하는 행동이다. 이 부정적 예측은 극단적이고, 주의를 분산하며, 종종 마음을 모두 빼앗아 버리기도 한다. 걱정과 불안은 불쾌한 신체적 감각과 함께 나타나며, 과도한 불편함이나 공포로 느껴질 수도 있다. 두려움이나 파멸감을 유발하기도 한다. 불안한 걱정이 주된 대처 방식인 사람은 회피, 경계심, 공포, 미래에 대한 반추에 빠질 가능성이 크다.

내적 비판자가 등장할 때 이런 불안과 걱정의 기운도 함께 느껴지는가? 그런 감정을 느낄 때 몸에서 어떤 것이 느껴지는지, 그리고 그에 따라 어떤 행동을 하게 되는지 생각해 보자.

_____

_____

_____

_____

수치스러운 회피

우리는 멍청하고 서툴고 망신스러운 방식으로 행동했다고 믿을 때, 자신의 행동이나 생각 혹은 감정을 축소하거나 감추려 한다. 수치심은 마음의 문을 닫게 하고, 타인과 분리하며, 좋아하는 활동과 사람들로부터 단절하게 만든다. 브레네 브라운Brené Brown은 수치심이란 "우리가 결점이 있는 존재이기 때문에 사랑과 소속감, 유대감을 누릴 자격이 없다고 믿는, 극도로 고통스러운 감정이나 경험"이라고 설명한다(Brené Brown, 2021). 수치스러운 회피가 익숙한 대처 방식인 사람은 공포와 단절감, 은둔감, 비판적인 자기 판단을 경험할 가능성이 크다.

내적 비판자가 등장할 때 수치심을 느끼는가? 이런 감정을 느낄 때 몸의 반응과 행동을 설명해 보자.

___

___

___

___

연습하기 | 고통의 패턴에 이름 붙이기

지금까지 가혹한 내적 비판자에 대처하는 3가지 대표적인 패턴을 살펴보았으니 이제 앞서 작성했던 '감정 기록하기' 워크시트로 되돌아가자. 하나하나 검토하면서 각 상황에서 나타난 당신의 감정 반응과 행동을 가장 잘 설명하는 고통의 패턴이 '슬픔으로 철수', '불안한 걱정', '수치스러운 회피' 중 무엇인지 적는다. 한 가지가 넘는 패턴이 해당되는 상황도 있을 것이다. 맞는 패턴이 없다면 자신만의 패턴을 추가해도 좋다.

가장 빈번하게 등장하는 고통의 패턴은 무엇인가? 해당되는 항목에 동그라미를 해 보자.

- 슬픔과 우울로 철수
- 불안한 걱정
- 수치스러운 회피

내적 비판자의 상황이나 기능이 달라지면 고통의 반응도 달라지는가? 각 상황의 유형을 적은 다음, 당신이 경험한 고통의 반응을 구체적으로 묘사한다.

___

___

___

___

전반적으로 내적 비판자의 목소리는 당신을 '괜찮다'고 느끼게 하는가, 아니면 '별로'라고 느끼게 하는가?

사랑과 유대감을 누릴 자격이 없다는 믿음

자신의 기록 워크시트를 다시 살펴보자. 수치심이 얼마나 자주 등장했는가? 아마 적어도 한 번, 어쩌면 모든 상황마다 나타났을 것이다. 수치심은 티 나지 않게 자리를 잡는 감정으로, 상담 현장에서도 가장 흔히 발견되는 패턴이기 때문이다. 이제 이 수치심이라는 감정을 더 깊이 살펴보고, 그 강도를 줄일 수 있는 방법을 알아보자.

수치심은 고통의 악순환 전반에 깊숙이 자리 잡은 감정으로, 너무 많은 부분을 차지하기 때문에 우리가 얼마나 자주 경험하는지조차 인식하기 어렵다. 너무나 익숙해진 나머지 수치심을 안고 산다는 것조차 알지 못할 정도로 깊이 얽혀 있는 감정이 바로 이 수치심이다.

수치심은 스스로를 닫히게 하고, 타인과 분리하며, 우리가 좋아하는 활동과 사람들로부터 단절되게 만든다. 수치심이 사회적 고립으로 이어지는 이유는 고통과 괴로움이 '나는 가치가 없다'는 그 감각을 강화하기 때문이다. 그래서 수치심과 그로 인해 초래되는 단절감은 자기 비난의 악순환 속에서도 가장 고통스럽고 파괴적인 요소가 될 수 있다.

관계는 인간의 웰빙에 필수 요소다. 우리는 사회적 존재로 타인과 연결되고, 있는 그대로 받아들여지며, 누군가를 보살피고 사랑하는 경험이 우리가 세상에 존재하는 방식의 중심을 이룬다. 강조하고 또 강조해도 지나치지 않은 사실이다. 관계는 삶에 의미를 부여하고 우리가 가치를 두는 방향, 우리를 풍요롭게 만드는 방향으로 나아가게 하는 중요한 요소다. 수치심, 그리고 그것이 초래하는 단절감과 고립감을 줄이는 것이 자기 비난의 악순환에서 벗어나는 열쇠가 될 수 있다. 타인과의 유대감을 향상시키는 방법은 5장에서 다루게 될 것이다.

브레네 브라운은 그녀의 저서 『나는 불완전한 나를 사랑한다(The Gifts of Imperfection)』(2010)에서 수치심을 지속하는 세 가지 조건이 비밀, 침묵, 판단이라고 말했다. 반면에 수치심을 줄이는 자기 가치감을 실천하는 세 가지 방법으로 용기, 자비, 그리고 유대감을 꼽았다. 우리가 수치심을 어떻게 품고 있는지, 그리고 그 강도를 낮추는 방법은 무엇인지 탐색하는 연습을 시작해 보자.

연습하기 | 수치심 속에서 산다는 것

수치심 속에서 살아가는 순간을 알아차려 본다. 수치심을 느끼게 만드는 세 가지를 적는다.

1. _____
2. _____
3. _____

수치심을 비밀로 숨길 때 어떤 일이 생기는지 자세히 적는다.

_____
_____
_____
_____

침묵을 유지할 때는 어떤 일이 생기는지 생각해 본다. 수치심을 유발하는 일에 관해 이야기하기가 어려울 때, 그 감정에 어떤 변화가 생기는가?

_____
_____
_____
_____

자신의 수치심을 비판할 때 어떤 일이 생기는지 적어 본다.

_____
_____

_____
_____

이제 자신의 수치심을 털어놓을 타인과 연결되려는 용기를 낸다면 어떤 느낌일지 상상해 본다. 이 용기를 내려면 어떤 것이 필요할지 적는다.

_____
_____
_____
_____

타인과 유대를 맺고 이런 감정을 공개하려면 어떤 일이 일어나야 할까?

_____
_____
_____
_____

    자신의 워크시트에 자기비판적 사고를 기록하다 보면 내적 비판자와 그 목소리가 불러오는 수치심이 우리가 중요한 일을 하는 방식에 얼마나 큰 걸림돌이 될 수 있는지 명확히 드러날 것이다. 이 목소리는 안전하게 행동하고 소극적으로 살도록 우리를 부추겨서, 당혹스러움을 느끼거나 타인의 평가 혹은 고통스러운 규칙과 자기 이야기를 건드려서 상처받는 일을 막는다.

연습하기 | 자기자비의 목소리에 귀 기울이기

계속 진행하기 전에 잠시 멈춰서 지금의 감정을 점검해 보자. 가슴에 한 손 혹은 두 손을 얹고 숨을 들이마신 후, 불편한 감정이나 원치 않는 감정에 그대로 머물러 본다. 저항하지 않고, 판단하지 않고, 자신을 평가하지 않은 채로 그 감정에 머물 수 있는가? 지금 이 고통을 조금 더 친절한 존재로, 더욱 풍성하고 의미 있는 삶으로 나아가는 여정의 일부로 받아들일 수 있는가? 지금 떠오르는 감정을 적어 본다.

_____
_____
_____
_____
_____

✦ 악순환 끊어내기 ✦

이런 생각이 들 수도 있다. '내게 내적 비판자를 잠재울 용기가 있을까? 그 목소리와 나 자신을 자비롭게 대하려면 어디서부터 시작해야 하지? 잘 모르겠는데…….' 그럴 수 있다! 내적 비판자가 얼마나 고통스러운지, 자신을 얼마나 주저앉히는지 알게 된 후에도 그 목소리와 화해하고 자신의 행동을 바꾸는 일에는 망설임이 있을 수 있다. 그 목소리가 존재하게 된 모든 이유들을 생각하면 거기서 벗어날 수 없을 것이라 생각하는 것도 자연스러운 일이다.

우리에겐 두 가지 선택지가 있다. 지금까지 해 오던 대로 반복하며 같은 방식의 고통을 견디고 살아가는 것, 혹은 그런 행동을 바꾸기 위해 노력하는 것. 지금 이 순간이 바로 뭔가 다르게 해 볼 기회다. 이 워크북에서 가장 어려운 부분은 이미 지나왔다. 이제 변화가 시작되는 흥미롭고 기대되는 여정이 기다리고 있다.

'기꺼이 하기', 즉, 지금 떠오르는 감정에 열린 태도를 유지하는 것이 우리에게 가장 큰 도움이 되어 줄 것이다. 부정적이든 긍정적이든, 혹은 즐겁든 고통스럽든 우리는 가치 있다고 여기는 것, 삶을 의미 있게 만드는 것을 향해 나아갈 수 있다. '기꺼이 하기'는 우리가 고통스러운 감정을 없애느라 방해받는 대신 중요한 것을 놓치지 않고 계속 집중하게 해 준다. 당신이 '기꺼이 하기'의 마음으로 이 노력을 계속 이어갈 수 있다고 믿는다. 자기자비와 자기 친절을 연마하는 당신의 여정을 이 책이 함께 할 것이다.

연습하기 | 다른 방식 계획하기

다음 연습을 시작하기 전에 이 안내문을 먼저 확인한다. 5분에서 10분 정도 방해받지 않을 조용한 장소를 찾는다. 두 눈을 감거나 편안하게 정면을 응시한다. 다음 URL에서도 이 연습의 녹음 버전을 확인할 수 있다. https://siwonbooks.com/adddata

편안한 상태가 되면 두 손을 가슴 위에 올려 두고 천천히 심호흡을 다섯 번 반복한다. 코로 들이마시고 입으로 내뱉으면서 호흡을 인식한다. 호흡할 때마다 가슴이 부풀었다가 내려가는 움직임을 느껴 본다.

두 눈을 감거나 시선을 고정한 채로, 내적 비판자가 고통을 유발하는 방식으로 말했던 순간을 떠올린다.

그 목소리가 어떤 말을 했는가?

그 목소리가 사용하는 말투에 주목한다. 그 메시지를 느낀 신체 부위는 어느 곳인가? 그 감각은 어떤 것이었는가? 찌릿함, 열감, 긴장감 등의 이름을 붙여 본다. 내적 비판자가 가진 그 가혹함이 그 시간 이후에 어떻게 영향을 주었는지 기억해 본다.

다음 날에는 어땠는가?

더 긴 시간이 지난 후에 드러난 영향이 있는가?

이 연습을 하는 동안 집중이 흐트러졌다면 지극히 당연한 일이다. 호흡과 감각을 통해 그 고통의 순간으로 천천히 다시 돌아온다.

숨을 한 번 더 들이마시고, 그 경험이 서서히 희미해지게 둔다.

이제 또 다른 길을 제시할 차례다.

자신에게 친절해지는 것이 어떤 모습이며 어떤 기분일지 마음속에 그려 본다. 아직은 어떤 과정도 필요하지 않다. 틀린 답도, 잘못된 방법도 없다. 자기 자신에게 더 친절해지는 것이 어떤 것인지, 또 어떤 느낌인지 맛보려는 것이다.

친절함을 느낀 신체 부위는 어디인가?

그 감각은 어떤 것이었는가? 찌릿함, 따뜻함, 이완감 등의 이름을 붙여 본다.

그 감정이 그 이후의 순간에, 그리고 며칠간의 삶에 미치는 영향은 무엇일까?

다시 자신의 호흡으로 주의를 돌린다. 집중의 범위를 넓혀 주변의 소리를 듣고, 의자에 닿아 있는 몸을 느끼면서 천천히 눈을 뜬다. 준비가 되었다고 느껴질 때 방금 경험했던 것을 적어 본다.

_____
_____
_____
_____
_____
_____

방금 했던 연습이 바로 심상화 과정이다. 삶의 변화 과정에서 자신이 도달하고 싶은 지점, 그리고 그 느낌이 어떨지를 상상하는 것은 매우 유용한 것으로 알려져 있다(D'Argembeau et al., 2010; Gooding, 2004; Sheldon & Lyubomirsky, 2006). 원하는 삶의 모습을 심상화하는 일은 결국 그 지점에 닿기 위한 단계를 구체화하고, 그 느낌이 어떨지 예상해 보는 일이다. 또한 행동 변화의 과정에서 우리를 이끌어 주기도 한다. 꾸준한 연습과 일관성을 더하면 최고의 효과를 얻을 수 있다.

내적 비판자가 초래하는 고통스러운 영향을 바꾸려면 먼저 그것에 대해 아는 것이 중요하다. 우리가 원하는 활동과 사람들로부터 우리를 단절하거나 고립할 때, 내적 비판자가 우리를 어떻게 조종하는지 알고 있어야 한다. 그 목소리는 우리가 스스로를 부정적으로 느끼게 하고, 부정적 자존감의 악순환을 강화하며, 더 많은 부정적 자기 대화로 이어지게 만든다.

그러나 자신에게 무엇이 중요한지, 무엇이 진정으로 소중한지 명확하게 하고, 자기자비와 기꺼이 하는 마음으로 그 가치와의 연결을 유지한다면 내적 비판자가 어떤 말을 하든 상관없이 의미와 활력에 맞춰 방향을 조정할 수 있다. 그 과정에서 내적 비판자와 화해하는 법도 익히게 될 것이다.

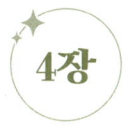

4장 비판자를 잠재우는 자기자비의 힘

　자기자비는 친절함, 다정함, 부드러운 이해로 자신을 대하는 것이다. 그렇다면 자기자비의 실제 모습은 어떨까? 내적 비판자 목소리가 높아질 때 자신에게 다정하게 말을 건네는, 그렇게 간단한 일일까? 4장에서는 무엇이 자기자비이며 무엇이 아닌지, 그리고 일반적으로 오해하는 내용을 짚어 본다. 또한 자기자비가 구체적으로 어떤 모습과 감정을 동반하는지 살펴보고, 자기자비를 통해 내적 비판자가 만드는 악순환과 각자 가지고 있는 독특한 고통의 패턴을 끊어 내는 방법을 탐구한다. 4장을 끝내고 나면 일상적인 자기자비를 실천하도록 돕는 내면의 코치의 목소리를 어떻게 활용할 수 있는지 알게 될 것이다.

연습하기 | 자기자비란 무엇일까?

이 워크북을 잠시 덮고 자신을 위한 일을 한 가지 해 보자. 무엇이든 좋다. 최소 10분의 시간을 오직 당신을 위해 사용해 본다. 그리고 나서 무엇을 했는지, 왜 그 일을 선택했는지 적어 보자.

_____

_____

_____

_____

_____

숀의 경우, 책을 덮고 일어서서 빨래를 개서 제자리에 가져다 둔 다음, 다시 책을 펼쳤다. 이것이 자기자비였을까? 글쎄, 애매한 문제인데 정답은 '경우에 따라 다르다'.

숀의 논리에서 힌트를 찾을 수 있다. 첫 번째 사고 패턴은 이것이다. '이 빨래를 정리하지 않으면 내가 게으르고 지저분하며 할 일을 하지 못하는 사람이라는 증거가 되는 거야. 그러니 지금 빨래 정리를 끝내면 내가 그런 사람이 아닐 수도 있어.'

또 다른 사고 패턴은 이런 식이다. '지금 잠깐의 시간을 써서 이 일을 끝내 놓으면 내 공간이 조금 더 깔끔하고 평화로워질 거야.'

둘 중 어느 쪽이 자기자비처럼 느껴지는가? _____

당신의 답은 이 둘과 다른 것이어서 이 두 반응 모두 자기자비로 느껴지지 않을 수도 있다. 집안일을 하는 것이 진짜 자기자비의 표현일까?

당신이 선택했던 행동은 자기자비의 표현이었는가? 그 이유를 설명할 수 있는가?

_____
_____
_____
_____
_____

숀의 경우, 행동의 핵심은 빨래가 아니었다. 빨래를 치우는 것이 지저분한 공간에서는 누릴 수 없는 휴식과 평화를 준다는 것을 알기에 빨래를 정리하는 행동이 제공하는 기능이 중요했던 것이다. 이 행동은 마음을 진정하는 무언가에 의식적으로 집중하는 기회도 제공했다. 이 정도면 자신에게 친절을 베푸는 행동이지 않을까?

이 구체적인 예시를 제공한 이유는 자기자비가 반드시 긴 명상처럼 뭔가 거창한 행동일 필요는 없다는 점을 강조하기 위해서다. 거품 목욕처럼 오직 위로를 위한 행위일 필요도 없다. 자기자비는 자신에게 조용한 친절을 베푸는 것이다. 조용한 친절을 선택하는 일조차 어려운 바로 그런 순간에 말이다.

자비 이해하기

자비를 먼저 이해하면 자기자비를 제대로 이해하는 데 도움이 된다. 자비는 친절함, 보편적 인간성에 대한 인식, 마음챙김이라는 세 가지 조건이 결합된 것이다. 세 조건이 함께 작용하여 타인의 고통을 알아차리고, 그 고통을 완화하려는 욕구를 만들어 낸다(Neff & Germer, 2013). 타인에 대한 자비를 경험해 본 적이 있다면 그 경험을 자기 자신에 대한 자비를 키우는 출발점으로 삼아 보자.

연습하기 | 타인에게 베푸는 자비

감정적 고통에 빠진 사람에게 자비를 건넨 순간을 떠올려 본다. 다음 질문에 답하면서 그 경험을 되짚어 보자.

그 사람이 겪던 고통의 원인은 무엇이었나?

_____

_____

당신은 어떤 반응을 보였는가?

_____

_____

그 사람이 고통을 겪고 있다는 것을 알았을 때, 당신이 느낀 감정은 무엇이었는가?

_____

_____

그 만남은 어떻게 마무리되었는가? 어떤 일이 있었는지 적어 보자.

_____

_____

_____

그 사람과의 관계, 그 사람에 대한 감정, 그 사람에 대한 관심, 그 사람과의 유대감에 변화가 있었는가? 있었다면 어떻게 변화하였는가?

_____
_____
_____

자비를 베푸는 일이 쉬웠는가 아니면 어려웠는가? 당신이 경험했던 본능적 욕구나 어려움을 적어 보자.

_____
_____
_____

당신은 사랑하는 사람이 겪는 일에 마음을 쓰고, 그들을 다정하게 보살피는 데 능숙한 사람일 것이다. 타인에게는 사려 깊고 배려심이 많지만 정작 자기 자신에게는 그렇지 못해서 이 책을 집어 들었을 것이다. 다행인 것은 고통에 빠진 타인을 도우려는 당신의 그 충동을 자신에게로 돌릴 수 있다는 점이다. 이 워크북의 남은 부분은 그 방법을 알려 주는 내용으로 채워져 있다.

자비의 세 가지 조건에 대해 조금 더 살펴보자. 친절함, 보편적 인간성에 대한 인식, 그리고 마음챙김이 모여 타인과 자신을 직접 향하는 자비를 형성한다.

친절함

달라이 라마는 "가능한 한 친절하라. 친절은 언제든 할 수 있는 일이다."라고 말했다. 여기서 말하는 친절함은 자신과 타인을 향한 선의, 배려, 그리고 진정한 너그러움이다. 그러나 친절함과 '착함'은 반드시 구분해야 한다. 착하다는 것은 동의하고 이의 없이 받아들이는 태도로, 타인의 기분에 맞추고 예의를 지키는 것을 뜻한다. 그러나 모든 타인을 착한 태도로만 대하다 보면 자기 자신의 필요를 무시하게 되어 억울함과 자기비판으로 이어질 수 있다. 두 개념의 차이를 알고 있는가? 다음의 연습으로 그 차이를 확실하게 이해하자.

연습하기 | 친절함인가, 착함인가

최근에 착한 태도, 다시 말해 상대에게 동의하고 이의 없이 받아들이며 예의 바르게 행동했던 순간을 떠올려 본다. 그 경험을 생각하면서 다음의 질문에 답을 해 보자.

그런 태도를 어떤 방식으로 드러냈는가? 어떤 행동과 어떤 말을 했는가?

_____

_____

_____

_____

그런 반응이 감정적으로, 그리고 신체적으로 어떻게 느껴졌는가?

_____

_____

이번에는 최근에 친절한 태도, 다시 말해서 선의, 배려, 진정한 너그러움으로 행동했던 상황을 떠올려 본다. 그 경험을 생각하면서 다음의 질문에 답해 보자.

그런 태도를 어떤 말과 행동으로 드러냈는가? 어떤 행동과 어떤 말을 했는가?

_____

_____

_____

_____

그런 반응이 감정적으로, 그리고 신체적으로 어떻게 느껴졌는가?

_____

_____

두 상황의 다른 점이 보이는가? 결과가 달랐을 것이고, 어쩌면 느꼈던 감정도 달랐을 것이다. 친절함과 착함의 차이를 이해했으니 당신이 깨닫게 된 점을 적어 보자.

_____
_____
_____
_____
_____
_____

보편적 인간성

보편적 인간성이 복잡하거나 버겁게 들릴 수 있지만, 사실 그 의미는 의외로 단순하다. 정서적 고통은 모두에게 찾아온다는 사실을 우리 모두 잘 알고 있다. 인간은 보편적인 방식으로 고통에 시달리기 때문에 인간이 느끼는 고통의 깊이는 모두가 이해하고 있다. 그러나 정작 자신의 고통을 다룰 때는 이 사실을 고려하지 않는 경우가 많다. 이제 우리의 보편적 인간성에 대한 인식을 알아보자.

연습하기 | 보편적 인간 경험

내적 비판자에게서 무자비하고 가혹한 말을 들었던 순간, 사랑하는 사람을 잃었던 경험, 엄청나게 실망했던 일과 같이 고통스러운 감정을 불러일으켰던 경험을 떠올려 본다. 그때 어떤 감정을 느꼈는지 생각하면서 다음의 질문에 답해 보자.

어떤 감정을 느꼈는지 적어 본다.

_____
_____
_____

그 경험과 감정 때문에 외로움이나 단절감을 느꼈는가?

_____

_____

전 세계 80억 인구 중 어떤 사람이 당신과 똑같은 경험을 하고, 똑같은 것을 느꼈다고 상상해 본다. 똑같은 감정, 똑같은 생각, 똑같은 단절감과 외로움을 말이다.

당신과 같은 감정을 느끼고 있는 사람이 있다는 사실을 알게 되었을 때 어떤 느낌이 드는가? 스스로에게 확인해 본 다음 알게 된 내용을 적어 보자.

_____

_____

이 사람과 이야기를 나눈다면 어떤 질문을 하겠는가?

_____

_____

이 사람과 이야기를 나눈다면 당신은 그 사람의 경험에서 어떤 것을 배우게 될까?

_____

_____

이 사람과 이야기를 나눈다면 어떤 경험을 들려주고 싶은가?

_____

_____

이 사람과 이야기를 나눈다면 그 사람은 자신의 경험에 대해 당신에게서 무엇을 배우게 될까?

_____

_____

마음챙김

마음챙김에 대해 들어본 적이 있을 것이다. 마음챙김이란 '의도적으로, 지금 이 순간에, 판단 없이 주의를 기울이는' 기술이다(Kabat-Zinn, 1994). 연구에 따르면 마음챙김은 우울과 불안의 수준을 낮추고, 수면의 질을 개선하며, 감정 조절에도 도움을 줄 수 있다. 만성 통증과 기타 신체적 질병을 가진 환자들이 보다 효과적으로 고통을 다루도록 돕는 것으로도 나타났다. 마음챙김은 현재의 순간에 머물며 효과적인 행동을 만들어 내는 방법을 제공한다. 최근에는 여러 치료 기법들이 마음챙김을 치유 전략에 포함하고 있고, Headspace나 Calm 같은 애플리케이션도 인기를 얻고 있다. 스트레스가 일상인 시대를 살고 있는 우리는 행동하기 전에 속도를 늦추고 현재의 순간에 맞닿음으로써 고통을 다루는 법을 배울 수 있다.

자비의 핵심 요소가 바로 마음챙김이므로, 마음챙김을 통해 자비를 실천하면 우리의 마음이 확장될 것이다.

혹시 마음챙김을 연습해 본 적이 있는가? 간단한 마음챙김을 한번 해 보자. 자기자비 실천의 핵심 요소가 마음챙김적 자각이므로, 앞으로 이 워크북을 통해 마음챙김을 여러 번 연습하게 될 것이다.

연습하기 | 짧은 마음챙김

가장 자주 실천하는 1분 마음챙김 연습 세 가지를 소개한다. 각 활동마다 1분 타이머를 맞춘 상태로 모든 오감을 활용하여 자신의 경험을 관찰한다. 그리고 다음의 질문에 답해 보자. 판단이 떠오르면 (반드시 떠오르게 될 것이므로) 그 판단을 인식하고 친절하게 맞이한 다음, 관찰하기로 되돌아간다. 판단이란 이런 것들이다. '쓰레기 냄새가 나다니 창피하네. 어쩌다가 저렇게 썩을 때까지 둔 거지?', '아, 저 노래 정말 싫어하는데.', '이 연습을 제대로 못하고 있어. 멍청하군.' 이 연습에 익숙해지면 자신만의 마음챙김 활동을 만들어도 좋다.

활동 1: 차 한 잔 우려내기

어떤 감촉이 느껴지는가? _____

무엇이 보이는가? _____

어떤 냄새가 나는가? _____
_____

어떤 소리가 들리는가? _____
_____

어떤 맛이 느껴지는가? _____
_____

어떤 판단이 떠오르는가? _____
_____

활동 2: 손으로 설거지 하기

어떤 감촉이 느껴지는가? _____
_____

무엇이 보이는가? _____
_____

어떤 냄새가 나는가? _____
_____

어떤 소리가 들리는가? _____
_____

어떤 맛이 느껴지는가? _____
_____

어떤 판단이 떠오르는가? _____
_____

활동 3: 지금 여기에 머무르기

어떤 감촉이 느껴지는가? _____
_____

무엇이 보이는가? _____
_____

어떤 냄새가 나는가? _____
_____

어떤 소리가 들리는가? _____
_____

어떤 맛이 느껴지는가? _____
_____

어떤 판단이 떠오르는가? _____
_____

    자신의 세상, 그 안의 사람들, 그리고 자기 자신에 대한 비판단적 의식에 친절함과 보편적 인간 경험에 대한 인식을 더하는 것이 자비를 실천하는 방법이다. 결국 자신에 대한 친절을 마음챙김으로 확장하고, 타인과의 보편적 유대를 강화하는 것이 자기자비의 실천인 것이다. 우리는 모두 비슷한 생각과 감정, 행동, 그리고 내적 비판자를 가진 실수하기 쉬운 존재들이다. 남에게 베푸는 친절을 나 자신도 받을 자격이 있음을 인식하자. 별것 아닌 것처럼 들리지만 실제로는 쉬운 일이 아니다.

왜 자기자비가 어려울까

    간단히 말해서 자기자비는 '내면을 향한 자비'다(Germer & Neff, 2013). 그렇다, 이게 전부다. 쉬울 수밖에 없다. 한번 해 보자.

그리 쉽지 않다니, 무슨 말인가? 무슨 말을 하고 어떤 행동을 해야 하는지 헷갈리는가? 우선 당신만 그런 것은 아니다. 자기자비는 그냥 하면 되는 것이 아니다. 방해 요소가 아주 많다. 앞 장에서 우리는 감정적 고통이 심해지는 상황에서도 자기비판적 목소리에 반응하는 습관의 악순환에 빠지는 여러 이유를 살펴보았다. 아주 많은 요소들이 우리의 내적 비판자를 지키고 있다. 내적 비판자가 우리를 부정적 감정으로부터 보호하고, 실수하지 않도록 예방하며, 집단에 속하게 하고, 동기를 유지해 준다고 기대하는 방식들을 떠올려 보자. 자기자비를 무작정 실천하는 일이 어려운 이유는 자기자비를 다음의 개념들과 혼동하기 때문이다.

- 자기 자신을 평가하는 경향인 자기비판
- 자신의 어려움에 과도하게 몰입하는 경향인 자기 연민
- 자기 자신을 과도하게 만족시키는 행동인 자기 방종

그렇다면 이 방해 요소들과 자기자비를 어떻게 구분할 수 있을까? 자기자비는 우리를 앞으로 나아가게 하지만 자기비판, 자기 연민, 그리고 자기 방종은 우리를 고통의 악순환에 가둔다는 것이 가장 중요한 차이점이다. 다음에 제공되는 몇 가지 연습들을 통해 이 개념들을 구분하는 능력을 시험해 보자.

연습하기 | 어떤 목소리를 듣고 있는가?

다음은 자기자비, 자기 연민, 자기 방종, 자기비판에 해당하는 문장들이다. 어떤 문장이 어느 범주에 해당하는지 확인해 보자.

A. 왜 항상 나에게만 나쁜 일이 생기는 거지? 너무 불공평해.

   이 목소리는: _____

B. 그만두자. 어차피 내 아이는 내 말을 절대 안 듣는데, 규칙을 정하는 게 무슨 소용이야.

   이 목소리는: _____

C. 승진에서 누락되어 너무 속상해. 정말 실망스럽고 울적하네. 이 감정을 그냥 느끼면서 나를 돌보는 시간을 갖고 싶어.

   이 목소리는: _____

D. 나는 바보야. 내 생각은 멍청하고 언제나 틀린 말만 해. 그러니 아무도 나를 좋아하지 않지.

이 목소리는: _____

정답: A. 자기 연민, B. 자기 방종, C. 자기자비, D. 자기비판

정답을 맞혔는가? 목소리를 구분하는 것이 쉽게 느껴졌는가 아니면 어려웠는가? 자신에게 친절한 행동을 베풀려고 할 때 내적 비판자가 말했던 내용을 적어 보자.

_____
_____
_____
_____
_____
_____
_____

연습하기 | 서로 다른 목소리

다음은 내적 자원의 도움이 필요한 몇 가지 상황들이다. 마음속에서 어떤 목소리가 등장할지 생각해 본다. 첫 번째 상황은 예시로 미리 작성되어 있다.

1. **상황:** 홀리는 출근길에 기름이 바닥났다.

    자기 연민의 목소리: 어째서 내게만 항상 나쁜 일들이 생기는 걸까?

    자기 방종의 목소리: 기름이 떨어지다니 너무 속상해서 출근 못 하겠다. 그냥 집에 가서 다시 자야겠어.

    자기비판의 목소리: 이런 머저리 같으니라고! 어른이 돼서 기름이 떨어지는 것도 모를 수가 있어?

    자기자비의 목소리: 아이고, 정말 난감한 일이네. 이런 일을 겪은 사람은 아마 한둘이 아닐 거야.

2. **상황:** 중요한 약속을 잡아 놓고서 까맣게 잊어버렸다. 결국 약속을 지키지 못했다.

   자기 연민의 목소리: _____
   _____

   자기 방종의 목소리: _____
   _____

   자기비판의 목소리: _____
   _____

   자기자비의 목소리: _____
   _____

3. **상황:** 가까운 사람끼리 모이는 저녁 파티에 초대받지 못했다.

   자기 연민의 목소리: _____
   _____

   자기 방종의 목소리: _____
   _____

   자기비판의 목소리: _____
   _____

   자기자비의 목소리: _____
   _____

4. **상황:** 연인과 말다툼했고, 그 소중한 관계가 끝났다.

   자기 연민의 목소리: _____
   _____

   자기 방종의 목소리: _____
   _____

   자기비판의 목소리: _____
   _____

   자기자비의 목소리: _____
   _____

상황마다 목소리별로 적은 내용을 다시 읽어 본다. 당신을 감정적 고통에 가두는 문장들은 모두 선을 그어 지운다. 남은 문장이 있는가?

우리는 친절을 베풀고 불쾌한 감정을 인정하는 것이 연약함과 취약함의 표시라고 배워 왔다. 그래서 남들이 우리를 만만하게 여기거나 이용할까 두려워한다. 또 대부분은 자기 자신에게 친절하면 오히려 자신의 행동에 대한 책임을 회피하게 된다고 잘못 배운다.

자기자비는 이런 것이 아니다. 비판단적 친절함과 부드러운 강함의 태도다. 또한 우리가 품위 있게 앞으로 나아갈 수 있도록 우리를 자유롭게 해 준다. 고통 속에 있는 순간에도 자기자비는 의미 있고 중요한 경험을 향해 우리를 이끌어 줄 것이다.

자기자비 초대하기

4장 시작에서 나눴던 손이 빨래를 개던 이야기로 돌아가 보자. 이제는 그것이 자기자비의 행동임을 더 분명하게 볼 수 있을 것이다. 손이 자기 판단을 했다면 자신을 '게으르다', '지저분하다'로 평가하고 낙인찍었을 것이다. 자기 연민에 빠졌다면 집안의 어느 누구도 빨래를 개지 않아서 자신이 하고 있는 불공평함에 집중했을 것이다. 자기 방종의 상태였다면 그날 쉬운 집안일을 하나 하고 남은 일들은 그대로 두면서 '다들 나를 당연하게 여겨. 내가 너무 많은 일을 해 주고 있어.'라고 주장했을 것이다. 반면 그녀가 자신에게 베푼 친절은 자신의 웰빙에 필요한 일을 선택하는 것이었다. 자기 친절은 어떠한 체벌적 낙인이 없음을 기억하자. 빨래를 정리하는 일은 숀에게 좋은 일이었다.

자기 자신에게 좋은 일은 무엇일까? '자기자비의 목소리에 귀 기울이기' 연습이 그 답을 찾는 데 도움이 될 것이다. 자기자비의 목소리는 '직감', '지혜로운 마음', '육감', '관찰하는 자신' 등으로 불리기도 한다. 우리는 모두 이 목소리를 내면에 가지고 있다. 그러니 그저 듣기만 하면 된다.

이 목소리는 우리를 자기자비의 방향으로 인도한다. 하지만 내적 비판자의 목소리를 듣느라 이 자기자비의 목소리에 귀를 기울이지 못하는 경우가 많다. 내적 비판자 목소리가 더 크기 때문이기도 하다. 두 목소리 모두 다뤄서 내적 비판자의 목소리는 잠재우고 자비의 목소리가 전하는 말에 귀 기울이는 것이 우리의 해결 목표다. 자기 자신의 목소리에 집중하고 귀 기울이면서 실제로 내적 비판자 목소리를 무시하는 법을 배우는 것이다. 이 점을 기억하면서 다시 자기자비의 목소리를 탐색해 보자.

연습하기 | 자기자비의 목소리 실천하기

이전 연습에서는 사례를 통해 내적 비판자의 자기비판적, 자기 연민적, 자기 방종적인 목소리를 구별하는 법을 알아보았다. 이제 당신이 자기비판의 목소리를 가져왔던 순간을 떠올려 본다. 어떤 일이 있었는지 적어 보자.

_____

_____

_____

_____

자신을 비판하며 스스로 했던 말을 적어 본다. 자신에게 붙였던 꼬리표는 무엇이었는가? 자기비판을 하면서 흑과 백, 옳고 그름, 선과 악의 극단적 관점을 사용했는가?

_____

_____

_____

이제 같은 상황을 자기자비로 다룬다면 어떻게 할지 적어 본다. 무엇을 다르게 하겠는가? 어떤 말을 다르게 말하겠는가?

_____
_____
_____
_____

앞으로 자기 자신에게 친절을 베풀 때 어떤 말을 해 줄 수 있겠는가?

_____
_____
_____
_____

자신의 행동이 자기 연민의 목소리를 불러온 상황을 떠올려 본다. 무슨 일이 있었는가?

_____
_____
_____

자기 연민에 빠져 있는 동안 자신에게 어떤 말을 했는가?

_____
_____
_____
_____

자기 연민이 아닌 자기자비의 목소리로는 어떤 말을 건넬 수 있는가?

_____
_____
_____
_____

자신의 행동이 자기 방종의 목소리를 불러온 상황을 떠올려 본다.

_____
_____
_____
_____

자기 방종에 빠져 있는 동안 자신에게 어떤 말을 했는가?

_____
_____
_____
_____

자기자비를 대신 베푼다면 어떤 말을 건넬 수 있을까?

_____
_____
_____
_____

자기자비가 자기비판, 자기 방종, 자기 연민보다 효과적인 대안임을 기꺼이 고려해 보자. 또한 열린 마음으로 자기 자신에게 더 다정한 사람이 되는 방법들을 받아들이자. 4장의 초반에 연습했던 '타인에게 베푸는 자비'를 통해 누군가에게 자비를 표현했던 상황을 떠올린 적이 있다. 이제 고통 속에 있는 누군가를 위로하기 위해 사용하는 언어를 자신에게는 거의 사용하지 않는 이유를 살펴보자.

연습하기 | 절대로 타인에게는 하지 않을 말

고통스러운 순간에 내적 비판자는 우리에게 꽤 못된 말을 건넨다. 그런데 사랑하는 사람이 괴로워할 때는 그 못된 말이 떠오르지 않는다. 이번 연습하기에서는 질문에 답을 한 다음, 잠시 자기 성찰을 하고 다시 반복해 본다. 이제 시작해 보자.

괴로운 순간에 내적 비판자가 가장 자주 건네는 말 다섯 가지는 무엇인가?

1. _____
2. _____
3. _____
4. _____
5. _____

그 말들을 사랑하는 사람에게도 전할 수 있는가? 그렇지 않다면 어떤 말을 대신 건네겠는가?

1. _____
2. _____
3. _____
4. _____
5. _____

이제 성찰해 볼 시간이다. 자기 자신에게 했던 말, 타인에겐 절대 건네지 않을 그 말들을 읽어 보고 떠오르는 감정을 인식한다. (잠시 멈춤)

몸에서 어떤 반응이 느껴지는지 인식한다. (잠시 멈춤)

그 감정이 몸의 어느 부분에서 느껴지는가? (잠시 멈춤)

(타인에게는 절대로 하지 않을) 이 말들을 앞으로도 계속 자신에게 한다면 잠시 후, 몇 시간 후, 며칠 후, 몇 주 후 당신의 모습은 어떻게 되어 있을지 상상해 본다.

자존감에는 어떤 일이 생길까?

자신에 대한 신뢰에는? 타인에 대한 신뢰에는?

그 말들은 인간관계에 어떤 영향을 미칠까?

그것을 인식하는 동안 어떤 것이 떠오르는가? (잠시 멈춤)

잠시 멈추고 성찰하면서 알게 된 것을 적는다.

_____
_____
_____

다시 한 번 자신에게 어떤 말을 하고 있는지, 그 말들이 어떤 감정을 느끼게 하는지 살펴보고 자신에게 이렇게 물어본다. '내가 지금 느끼고 있는 이 감정을 누군가도 느끼기를 원하는가?' (잠시 멈춤)

'아니요'라고 대답했다면 (당신의 대답이 그럴 거라 예상은 했지만) 떠오르는 감정과 그 감정이 느껴지는 신체 부위를 알아차린다. (잠시 멈춤)

이제 '다른 사람에게 어떤 말을 해 줄까?'라고 스스로에게 물어본다. 실수를 저지른 사람, 원치 않는 삶의 위치에 있는 사람, 자신의 통제 능력 안팎의 일들을 두고 자책하고 부끄러워하는 사람에게. (잠시 멈춤)

잠시 시간을 내어 그 사람들에게 어떤 말을 해 줄지 적어 보자.

_____
_____
_____

이제 그 말과 함께 떠오르는 모든 감정과 신체 감각을 더해 그와 동일한 친절함을 자신에게 건네 본다. 이 과정이 어색하거나, 어렵거나, 고통스럽거나, 감정을 자극할 수도 있다. 매우 흔한 반응이며 행동 변화의 일부임을 기억하자.

원한다면 한 손을 가슴에 얹고 타인에게 건넸을 말을 반복해 본다. (잠시 멈춤)

지금 떠오르는 감정들을 관찰한다. (잠시 멈춤)

이제 그 말과 함께 떠오른 감정, 생각, 신체 감각과 함께 자신에게 보내는 메시지를 적어 본다.

_____
_____
_____
_____
_____
_____
_____

비판자에게 자비를

'뭐라고? 내적 비판자에게 자비를 베풀라고? 제정신이 아니네!' 이런 생각이 들지도 모른다. 하지만 근거 없는 소리가 아니다. 자기자비가 내적 비판자를 분명히 길들일 수 있음을 상담 현장에서 확인해 왔다.

어떻게? 누군가에게 자비를 베풀었을 때 그 사람의 마음이 누그러졌던 적을 기억해 보자. 있는 그대로 이해받고, 지지받고 있다고 느끼던 순간 말이다. 이런 반응이 내적 비판자에게도 똑같이 일어난다. 그 순간에 친절함과 마음챙김으로 대응하면 내적 비판자는 금세 할 말이 바닥난다. 이런 장면이 보통의 일상에서 어떻게 펼쳐질지 상상해 보자. 아래 클레어의 예시를 소개한다.

연습하기 | 내적 비판자에게 반응하기

앞으로 며칠 내에 어떤 상황에서 내적 비판자가 등장할 가능성이 높은가?

클레어: 업무 월간 점검과 상사와의 리뷰 미팅

자기자비의 목소리로 어떻게 반응할 것인가? 어떤 말을 할 것인가?

클레어: 괜찮아. 완벽한 사람은 없어. 모두가 실수해. 내가 잘했다고 상사가 짚어 준 업무들을 봐. 정말 어려운 일이야. 난 성실하고 늘 최선을 다해. 그 점이 자랑스러워.

상사와 미팅을 마친 후 클레어는 이 연습을 다시 해 보았다. 결과는 어땠을까? 클레어의 자기자비는 그대로 버텼을까, 아니면 자기비판적 목소리 앞에서 자비의 목소리를 유지하기 힘들었을까?

클레어: 잠시 내가 해결하지 못했던 자료를 상사가 언급했을 때는 멍청한 얼간이처럼 느껴졌다. 너무 부끄러워서 사표를 내고 싶은 정도였다. 하지만 그 뒤에 상사가 자신이 병가로 자리를 비웠을 때 내가 인사 문제를 얼마나 매끄럽게 처리했는지 언급했다. 그 말을 듣고 나서 내가 나 자신과 했던 다짐이 기억났다. 바로 '내가 뛰어나게 잘하는 일이 있고, 더 보충해야 할 일도 있다'는 것이었다. 전반적으로 나는 괜찮은 직원이고 좋은 사람이며 상사는 나를 마음에 들어 한다. 점검 미팅을 끝낸 후에 무력감을 느끼거나 수치스럽고 형편없는 기분에 집중력을 빼앗기지 않은 것은 이번이 처음이었다. 오히려 해방감과 자유로움을 느꼈다. 업무 마무리도 더 수월했다.

이제 당신 차례다. 앞으로 며칠 내에 자신의 내적 비판자가 나타날 것으로 예상되는 일상적 상황은 무엇인가?

_____
_____

어떤 자기자비의 목소리를 사용하여 반응할 것인가? 어떤 말을 할 것인가?

_____
_____
_____

그 상황이 종결된 후에 이 연습하기로 돌아온다. 결과는 어땠는가? 자기자비가 그대로 유지되었는가? 아니면 자기비판의 목소리 앞에서 유지할 수 없었는가?

_____
_____
_____
_____
_____
_____
_____

솔직히 말해서 우리도 두 번에 한 번 정도는 내적 비판자가 우리에게 하듯 내적 비판자를 가혹하게 되받아친다. 내적 비판자에게 친절하게 반응하는 습관이 없다면 무슨 말을 해야 할지 정말 막막할 수 있다. 다음의 반응 목록을 살펴본 다음, 그대로 사용하거나 자기만의 내용을 덧붙여 보자.

- "넌 그저 나를 안전하게 지키려는 거라는 걸 알아. 하지만 내가 하는 게 중요해. 내가 할 수 있어!"
- "날 챙겨 줘서 고마워. 이제부터는 내면의 코치에게 맡길게."
- "매번 완벽하지 않아도, 최고가 아니어도 괜찮아."
- "안녕, 내적 비판자. 네가 있는 걸 아는데, 나는 네가 아니야."
- "불쾌한 감정이 잘못이거나 나쁜 건 아니야."
- "정보 고마워. 잘 알았어. 그런데 지금 네가 놓치고 있는 정보가 많아."
- "난 충분해."
- "실수해도 사람들은 날 소중하게 여겨."

- _____
- _____
- _____

순간적으로 태도를 바꿔 내적 비판자를 무시하고 자기자비를 실천하는 것은 쉽지 않은 일이다. 이 두 기술은 반드시 함께 익혀야 한다. 저자인 우리 두 사람 역시 바로 이 시작점에 있었다. 자기자비의 장점을 읽어는 봤지만 어떻게 해야 하는지 아는 바가 없었다. 하지만 시간이 지나고 시행착오를 거치며 깨우치게 되었다. 긍정적인 측면을 보자면, 자기자비가 지속적인 연습이 필요한 기술임을 배운 것이 변화를 일으켜 이 책을 쓰는 동기가 되었다는 점이다. 새로운 모든 기술과 마찬가지로 이 기술도 배우는 과정이 있으며, 연습에 연습을 필요로 한다.

비판자의 마지막 저항

비판적인 내면의 목소리가 유용하다는 고집스러운 생각이 아직까지 당신의 내면에 남아 있을 수도 있다. '이 목소리 덕분에 내가 자리를 지키고, 일을 그르치지 않게 된다'고 생각할지도 모른다. 내담자들에게서 수없이 들었던 말이다. 실은 저자인 우리도 마찬가지였고.

물론 나중에 후회할 일을 하지 않도록 스스로 책임을 지는 것은 중요하다. 특히 잠재적으로 피해가 생길 가능성이 있는 경우라면 주어진 상황에 맞게 최선의 선택을 하는 것이 도움이 된다. 바로 이렇게 논리적인 것처럼 들리는 주장이 내적 비판자가 휘두르는 마지막 저항이며 가장 다루기 힘든 부분이다.

내적 비판자의 목소리가 우리를 돕고 있다고 착각하게 만들 수 있다는 사실을 기억해야 한다. 성장하도록 돕는 것처럼 보일 수도 있고, 종종 배웠던 '입에 쓴 것이 몸에 좋다'는 규칙을 상기시킬 수도 있다. '친절해지려면 냉정해야 한다'는 식으로 말할지도 모른다. 자, 다르게 생각해 보자. 내면의 목소리가 어떤 방식으로 드러나든지 고통을 일으키고 경직된 기준을 고집하며 괴롭게 한다면 결코 도움이 되는 것이 아니다. 가혹한 내적 비판자는 우리의 가치에 맞는 방식으로 삶을 살도록 돕지 않는다.

우리에게 도움이 되는 것은 가치와 활력, 그리고 삶의 만족으로 나아가는 길을 보여 주는 변화와 책임의 자기자비적 목소리다. 이 목소리는 우리에게 맞지 않는 행동을 바꾸도록 요구하지만 친절함과 비판단적 수용을 기반으로 한다. 이 목소리가 바로 '내면의 코치'다. 내면의 코치가 목소리를 낼 수 있도록 내적 비판자를 잠재우는 케이의 사례를 소개한다.

케이는 끊임없는 자기비판으로 오랜 시간 고통을 받아왔다. 케이는 여동생과 함께 작은 마을에서 어머니의 손에 자랐다. 부모는 거의 빈털터리 상태로 결혼했고 케이가 다섯 살, 여동생이 세 살일 때 이혼했다. 이혼 후에는 더 궁핍해졌다. 아버지는 항상 이방인 같았고, 아이들의 삶에 거의 부재한 존재였다. 두 자매는 학대적이고 폭력적인 가정에서 성장했다. 케이는 어머니의 분노의 대상이었고, 여동생은 어머니 편을 들면서 케이를 멀리했다. 케이는 일곱 살 때 보모에게 성적 학대를, 열일곱 살 때 강간을 당한 심각한 상처가 있다. 그녀는 그 고통을 내면 깊숙한 곳에 묻어 두면 모두 사라질 것이라고 믿었다. 하지만 역겨움, 비난, 혐오의 메시지가 케이의 자기 서사, 내면의 목소리, 자신을 정죄하는 비판자가 되었다.

성인이 되어 전문직 종사자가 된 케이는 출장 중에 또 다른 외상 사건을 겪었다. 저녁 식사 차례를 기다리던 중 한 남자가 다가와 그녀에게 술을 사고 싶다며 말을 걸었다. 친절했고, 옷차림도 단정했으며, 외모도 준수했고, 믿기 어려울 정도로 공손한 사람 같았다. 모든 행동이 반듯했고 올바른 태도를 보였다. 그러나 케이는 이 남자에게 깔린 상태로 자신의 방이 아닌 장소에서 눈을 떴다. 움직일 수도, 소리칠 수도 없었고, 그곳까지 어떻게 오게 되었는지 기억도 없었다. 그 남자가 떠난 후 케이는 소지품을 챙기고, 차를 불러서 호텔로 돌아왔다. 이틀 동안 심한 구토에 시달렸고, 출근도 할 수 없었다. 그 남자가 자기 술에 약을 탔다는 것이 그녀가 내린 논리적인 결론이었다. 그러나 그녀는 또다시 자신의 감정을 무시한 채로 삶을 이어갔다.

'끝까지 버텨 보려고' 했지만 케이는 믿을 수 없을 정도의, 참을 수 없을 것 같은 고통을 느끼기 시작했다. 억누르고 있던 모든 감정이 수면 위로 떠올랐지만 어떻게 해야 할지 몰랐다. 자기 비난과 자기 혐오로 가득 찬 상태로, 해로운 방식으로 자신에게 벌을 줄 뿐이었다. '어른이면서 왜 나를 지키지 않았지? 왜 그런 끔찍한 상황에 나를 내버려뒀을까? 나는 뭐가 문제인 거지? 나를 이런 상황에 또다시 둘 수는 없어. 어쩌다 여기까지 왔을까?' 이런 말들이 흐르는 눈물과 함께 마치 어떤 주문처럼 머릿속에서 끝없이 반복되었다.

케이는 머릿속에서 맹렬하게 소리치던 비판자를 잠재우고, 자기혐오의 목소리를 더 자비로운 목소리로 바꾸기 위해 자신의 서사를 천천히 정리하기 시작했다. 그 남자의 사진을 보관했다가 그 사진을 향해 그 남자에게 하고 싶던 말을 모두 쏟아 냈다. 그리고 자신과 같은 상황에 처한 사람에게 해 줄 말을 상상했다. 그녀의 내면에서 다정한 이해와 친절, 그리고 자비의 목소리가 흘러나왔다. 바로 내면의 코치의 목소리를 듣기 시작한 것이다.

케이의 외상 경험이 허공으로 사라진 것은 아니었다. 여전히 기억들이 떠오르고, 때로는 너무나 강력하기도 했다. 이런 순간이 올 때마다 자기비판의 목소리가 예전의 그 모든 자기혐오와 자기 비난을 목청 높이 외쳤다. 그러나 이제 케이는 스스로를 코칭하면서 자신의 취약함에 자비를 건네며 다시 떠오른 고통을 다룰 줄 안다. 연습을 통해 시간이 갈수록 더 능숙하게 내면의 코치를 불러내게 되었다.

연습하기 | 내면의 코치에 귀 기울이기

성장기 이전에 내적 비판자가 고통스럽게 만들었던 순간을 떠올려 본다. 예를 들어 이별을 겪었을 때라고 해 보자. 처음에는 자기혐오를 경험했다가 이후 관계 기술을 연마해서 몇 개월 후에는 타인과 훨씬 더 탄탄한 관계를 시작했을 수도 있다.

자신에게 고통을 일으켰던 상황을 간략하게 정리해 본다.

_____

_____

_____

_____

가능한 한 최선을 다해서 내적 비판자가 제시했던 메시지, 규칙, 비난을 적어 본다.

_____

_____

_____

_____

_____

_____

이제 내면의 코치의 목소리로 자신을 대했다면 어떤 말을 했을지 적어 본다. 성장 과정에서 이미 코치가 등장했을 수도 있다. 친절함, 보편적 인간성, 그리고 마음챙김적 인식을 가진 내면의 코치의 메시지를 생각하면서 적는다. 자신과 같은 상황에 놓인 타인에게 해 줄 말을 예로 사용해도 좋다.

_____
_____
_____
_____
_____
_____
_____
_____
_____

내면의 코치에 접근한다는 것은 자기자비를 만난다는 뜻이다. 내적 비판자는 소리를 지르고, 즉시 반응하며, 규칙을 상기시키고, 비난하고, 처벌하고, 타인과 비교하지만 내면의 코치는 무슨 일이 일어나고 있는지 관찰하고, 내가 무엇을 느끼고 생각하는지 파악하며, 그 상황에서 하고 싶거나 이루기 원하는 것을 상상하고, 그 목표에 닿기 위해 필요한 기술을 연습하게 하고, 영감을 주는 방식으로 행동을 유지하도록 안내한다. 이것이 바로 자기자비의 실천을 구성하는 요소들이다!

다음 장부터 이 요소들을 하나씩 자세하게 다루려 한다. 5장에서는 관찰과 마음챙김적 알아차림의 기술을 키우는 법을 알아보고, 6장에서는 그 기술을 기반으로 앞으로 나아가게 하고, 일상에 의미를 부여하며, 삶에 활력을 더하는 방법을 상상하고 찾아볼 것이다. 이어지는 7장에서는 상황이 꼬이고 어려워지는 순간에도 전념하는 방법을 다룬다. 그리고 8장은 자기자비를 지속적으로 실천하기 위한 헌신적이고 일관된 계획을 세우는 방법으로 마무리한다.

내적 비판자의 엄격하고 가혹하며 처벌적인 말투와 달리 자기자비의 목소리는 정서적 고통이 모든 인간에게 보편적으로 존재한다는 사실을 친절과 마음챙김의 알아차림 속에서 일깨운다. 타인에게는 자비를 베풀 여력이 있어도 자신에게 베푸는 일은 어렵고 불편할 때가 있다. 도움이 된다고 생각하지만 결국 더 많은 괴로움을 일으키는 비판적, 요구적 목소리를 잠재우려면 자비, 친절, 보편적 인간성, 그리고 마음챙김을 자신에게 베풀어야 한다. 그렇게 함으로써 두들겨 맞아 만신창이가 되고 고통의 악순환 속을 맴도는 기분을 느끼게 하지 않는 목소리를 발견하게 된다. 내면의 코치는 우리가 원하는 삶의 여정이라는 의미 있는 방향으로 우리를 이끈다. 다음 장들부터 구체적인 기술을 사용하는 법을 익혀서 그 다정하고 부드러운 태도를 자기 자신에게 확장하는 법을 연습할 것이다. 5장의 내용은 마음챙김적 알아차림과 관찰력을 넓히게 도와줄 것이다.

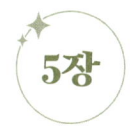 5장 비판자의 영향 관찰하기

자기비판에서 자기자비로 전환하고, 내면의 코치에 귀를 기울이려면 전환이 필요한 순간을 관찰하는 능력이 중요하다. 자신의 행동을 관찰하려면 먼저 자신을 인식하는 법을 배워야 한다. 관찰이란 어떤 대상에 주의를 기울이고, 알아차림의 태도로 바라보는 것이다. 관찰을 하는 동안에는 비판단적 자세와 자신의 반응에 대한 마음챙김적 자각이 필요하다. 이런 비판단적 관찰하기를 통해 내적 비판자처럼 즉각적으로 반응하는 대신에 상황에 응답할 수 있게 된다.

자신이 처한 상황과 그 안에서 드러나는 내면의 비판적 목소리를 관찰하는 데에는 CARE를 사용하는 것이 효과적이다. CARE는 Connect(마주하기), Allow(허용하기), Respond(응답하기), Embrace(포용하기)의 약자로, 순간을 관찰하는 기본 단계다.

5장에서 제시하는 내용을 통해 CARE를 꾸준히, 그리고 자비의 태도로 연습하다 보면 내면에서 일어나는 생각, 감정, 신체 감각과 외부로 드러나는 실제 행동을 모두 관찰할 수 있게 될 것이다. 연습이 쌓일수록 내적 비판자가 자신을 조종하는 방식을 더 정확히 볼 수 있고, 그래서 자비와 가치에 기반한 행동을 대신 선택할 수 있게 된다.

반응하기와 응답하기

우리는 그 순간에 일어나는 일에 응답하기보다 반응하는 경우가 너무나 많다. 이 두 행동에는 본질적인 차이가 있다. 응답은 우리가 그 순간에 알아차린 것을 바탕으로 의도적으로 행동하는 것이고, 반응은 그 순간에 일어나는 일에 대한 자신의 해석에 따라 행동하는 것이다. 홀리가 반응적인 방식으로 남편과 대화하는 장면을 살펴보자.

홀리가 남편에게 이렇게 말한다. "재활용품 내놓는 것 잊지 말자. 지난번에 제때 내놓지 않아서 쌓여 있어."

남편이 깜짝 놀란다. "정말이야? 나 항상 재활용품 내놓는데. 내가 한 번도 안 했다고 말하는 거야? 뭐지, 진짜 쓰레기 같은 남편이네. 됐어."

홀리가 방어하며 이렇게 말한다. "무슨 소리를 하는 거야? 항상 내 말을 있는 그대로 안 듣고, 늘 나를 최악으로 생각하는 건 당신이잖아!"

이제 오해와 괴로움이 전면으로 등장하고, 말다툼이 시작된다. 이 대화가 다른 방향으로 흘러갔다면 어땠을까? 이 부부가 서로에게 '응답'했다면 상황이 어떻게 전개되었을지 살펴보자.

홀리의 남편이 고개를 끄덕인다. "알겠어. 밖에 꼭 내놓자. 당신이 안 하면 내가 꼭 할게."

꽤 간단하지 않은가? 이번에는 남편이 재활용품을 내놓지 않았다고 홀리가 생각하는 상황을 가정해 보자.

남편이 머리를 긁적이며 되묻는다. "내가 한 번도 안 내놨다고 말하는 거야? 그렇게 들리네."

홀리는 바로 명확하게 설명한다. "아니, 전혀 그런 뜻 아니야. 우리가 지난번에 잊었잖아. 그래서 이번에는 챙기자는 거였어."

꽤 효과적인 의사소통이다. 말싸움이나 오해를 미연에 방지할 가능성이 높다. 이 예시에서 보듯 반응하기는 정확하지 않은 정보에 기반하기 때문에 고통의 악순환으로 이어질 수 있다. 하지만 응답하기는 실시간으로 나타나는 행동을 인식하는 것은 물론, 자신의 해석과 그것이 정확한지 확인할 수 있는 기회를 제공한다. 마지막 대화에서 홀리와 그녀의 남편은 능숙하게 응답할 수 있었고, 재활용품도 처리할 수 있었다.

별것 아닌 예시지만 우리는 자신이 누구인지 규정해 주는 각자의 인생사와 이야기를 가진 존재이기 때문에 아주 사소한 행동도 추측으로 이어지며, 고통이 전면으로 등장하여 내적 비판자가 해석을 덧입힌다.

충분한 정보를 얻기 전에 생긴 상황이나 관계에 대한 생각이나 감정을 기반으로 행동하게 되면 상황이 미친 듯 꼬이기 시작한다. 정확한 판단을 내릴 기회를 놓치고, 비효율적인 방식을 따르게 되며, 중요한 것을 파악하는 방식도 방해받고, 원하는 삶의 방식에서 멀어지게 된다. 실제로 일어나는 일을 정확히 평가하려면 관찰자가 되는 연습을 해야 한다. 그래야 자신의 해석에 반응하는 대신 그 순간에 일어난 일에 응답할 수 있다.

지금까지 해 온 연습으로 당신은 이미 자신의 행동을 관찰할 준비가 되어 있다. 의도와 비판단적 알아차림의 자세로, 목적을 가지고 주의를 기울여 온 당신은 올바른 길 위에 있는 것이다.

더 큰 맥락 관찰하기

2장에서 다뤘던 숀의 친구 모임으로 돌아가자. 숀은 친구들과의 대화에 참여하려 했다가 자신의 의견을 불쑥 말해 버렸다. 이 장면을 맥락 안에서 보게 되면, 다시 말해서 그 순간에 일어난 모든 상황적 요인들을 포함해서 보면 더 많은 데이터가 드러난다.

실제로 숀의 친구들은 그녀를 아주 많이 좋아한다. 애정이 많고 지지적이며, 숀이 모임에서 의사소통하는 방식을 비판하지 않는다. 벽에 붙어 있는 파리처럼 관찰자의 시선으로 봤다면 숀이 먼저 친구들과 거리를 두었기 때문에 친구들이 숀에게 관심을 덜 기울이는 것처럼 보였다는 것을 알아챘을 것이다. 친구들은 그저 숀의 행동을 관심이 없고, 할 말이 없는 것으로 받아들였던 것뿐이다. 만약 한 친구를 붙잡고 물어봤다면 자신이 뭔가 잘못해서 숀이 대화에 흥미를 잃게 되었다고까지 생각하고 있었을 수 있다(이건 이 사람의 내적 비판자 때문이다).

이 상황에서 숀의 내적 비판자는 사교적인 '실수' 때문에 감정적 위험이 생겼다고 엉뚱하게 단정했다. 자신을 무시하고 상처를 줬던 다른 친구들에게서 학습한 과거의 경험을 바탕으로 내적 비판자가 자동 조종 모드로 작동한 것이다. 내적 비판자가 그녀에게 외친 메시지는 '사교적 실수는 고통스럽다'였다. 그 결과, 숀은 남아 있던 소중한 저녁 일정을 놓쳤다. 비판적인 목소리를 아무런 의심 없이, 고분고분 들었기 때문이다.

숀은 실제 상황에 응답한 걸까, 아니면 자신의 즉각적 해석에 반응한 걸까? 숀이 관찰자의 눈으로 상황을 바라봤다면 얼마나 많은 고통을 피할 수 있었을지 생각해 보자. 의도적인 관찰을 통해 상황 안에서 더 많은 맥락을 파악하고, 더 많은 데이터를 얻어 내적 비판자의 목소리를 균형 있게 다룰 수 있다.

물론 우리의 위협 감지 시스템이 정확하게 반응할 때도 있다. 하지만 우리는 그 시스템이 진실을 말하는 것인지 분별하지 못할 수 있다. 비판적인 목소리를 잠재우고 그 경고를 정지하기가 어려운 이유가 바로 여기에 있다. 본질적으로 내적 비판자를 항상 믿을 수 없으며, 그 목소리에 늘 순순히 따를 필요도 없다.

그렇다면 숀은 결국 어떻게 내적 비판자를 잠재웠을까? 그녀는 관찰자가 되어 자기비판에서 자기자비로 옮겨갈 수 있었다.

- 숀이 관찰한 판단: '네가 무례했어! 목소리가 너무 컸잖아! 대체 그 말을 왜 불쑥 꺼낸 거야? 멍청한 이야기였어! 친구들은 너를 관종이라고 생각할 거야!'
- 그 결과로 어떻게 행동해야 할 것처럼 느꼈던 행동: 입을 꾹 다물기, 잠자코 있기, 스스로 작아지기
- 마지막으로 즉시 이해한 문제: 내적 비판자가 사교적 실수를 저질렀다고 단정하며 목소리를 높였지만 이 목소리는 맥락을 잘못 인식하고 있었다.

이 깨달음이 있어도 여전히 숀은 입을 꾹 다물고 잠자코 있으면서 자신의 존재를 축소할 수 있다. 어째서 그 목소리가 자신의 인간관계와 자존감을 방해하는지 곱씹으며 계속해서 자신을 책망할 수도 있다. 하지만 그런 선택은 즐겁거나 생산적인 결과로 이어지지 않는다. 아마 당신도 숀이 다른 선택을 하기를 바랄 것이다.

숀에게는 자신의 내적 비판자가 자동으로 만들어 내는 위험과 가정이 자신의 가치에서 멀어지게 만드는 잘못된 것이라는 인식이 생겼다. 이러한 깨달음은 숀으로 하여금 자비를 찾기 위해 의식적으로 내면의 코치의 목소리에 귀를 기울이게 만든다.

우리도 이와 유사한 자기비판적 상황에서 같은 선택을 할 수 있다. 바로 CARE의 도움을 받는 것이다. CARE는 우리의 자기비판이 강하게 활성화되는 복잡하고 격양된 상황에서도 관찰자 모드로 전환하는 네 단계의 과정이다.

Connect: 나 자신과 **마주하기**

Allow: 떠오르는 생각, 감정, 신체 감각이 그대로 드러나도록 **허용하기**

Respond: 자신에게 친절하게 **응답하기**

Embrace: (판단 없이) 그 순간에 일어나는 것을 **포용하기**

이 연습을 시작할 때는 각 단계의 내용을 이 워크북에 적어 보자. 연습을 거듭할수록 이 기술과 단계들이 세상을 살아가는 방식에 자연스럽게 녹아들기를 바란다. 언젠가 내적 비판자가 짐승처럼 고함칠 때 CARE의 실천이 그 순간을 길들이는 힘이 되어 줄 것이다.

연습하기 | 자기자비 목소리의 4단계

이 연습을 통해 내적 비판자가 언제, 어디서, 어떻게 등장하는지 관찰하는 알아차림의 기술을 기를 수 있다. 이 연습하기는 https://siwonbooks.com/adddata에서 내려받거나 출력할 수 있다.

1단계: 마주하기(Connect)

조용히 머물 수 있는 장소를 찾아 손을 가슴 위에 얹고 호흡하는 들숨과 날숨에 주의를 기울인다. 이 순간의 경험과 마주해 본다. 어디에 있든 상관없다. 다른 사람과 함께 있어도, 혼자 있어도, 서 있거나 앉아 있어도, 눈을 감거나 뜬 상태도 괜찮다. 속도를 늦추고, 중심을 잡고 두 발로 땅을 디딘 상태로, 의도적인 비판단의 자세로 마음챙김의 방식을 찾는다. 어떤 일이든 함께 머물 공간을 만드는 것이다.

당신이 마주하고 관찰한 것을 기록한다. 어떤 생각이나 심상이 떠올랐는가?

_____
_____
_____
_____

어떤 감정과 마주했는가?

_____
_____
_____

어느 신체 부위에서 연결되었는가?

_____
_____
_____

이제 다시 자기 자신과 마주하기로 돌아간다. 이때 이것이 비판적인 내면의 목소리를 길들일 때마다 사용할 수 있는 기본 기술임을 기억한다. 이제 다음 단계로 넘어가자.

2단계: 허용하기(Allow)

속도를 늦추고 지금 여기에서 일어나는 일에 마음챙김적 주의를 기울이면서 지금 느껴지는 생각, 감정, 신체 감각들이 떠오르도록 허용하자. 밀어낼 필요는 없다. 허락과 승인을 해 본다. 지금 떠오르는 것이 무엇이든 허락해 보는 것이다. 그런 다음 잠시 시간을 내어 그 내용을 기록해 보자.

무엇을 알아차렸는가? 표면 위로 떠오르도록 허용한 것을 구체적으로 적어 본다.

_____

_____

_____

허용하기 어려웠던 것이 있는가? 다가가지 못하게 막은 것이 있는가? 그 어려움이나 막힘이 어떤 느낌이었는지 적어 본다.

_____

_____

_____

다시 자신의 경험이 이 순간에 떠오르도록 허용한다. 당신의 내면에서 무슨 일이 일어나고 있는지 알아차리고, 있는 그대로 둔다. 준비가 되면 다음 단계로 넘어간다.

3단계: 응답하기(Respond)

우리는 종종 자동으로 자신의 경험에 가혹한 말과 처벌적 태도로 반응한다. 이제 그 반대의 연습을 해 보자. 자신에게 친절하고 부드러운 태도로 응답하는 것이다. 먼저 도표를 채우면서 습관적인 생각의 속도를 늦추고, '마주하기'와 '허용하기'의 기술을 사용할 기회를 가져 보자.

도표의 왼쪽 칸에는 처벌적인 분위기의 생각들을, 오른쪽 칸에는 자신에게 건넬 수 있는 더 친절하고 부드러운 말투를 적어 본다. 다정하고 애정 어린 응답을 떠올릴 수 있다면 아주 잘하고 있는 중이다!

가혹한 생각	다정한 생각

아주 잠깐이라도 자신의 경험에 자동으로 다정하고 친절하게 응답하는 것이 어떤 느낌일지 상상이 되는가? 달성하기 쉬운 목표가 아니다. 생각, 감정, 그리고 기억은 우리 안에 남아 있으며 삭제 버튼을 누를 수 있는 것도 아니기 때문이다. 오랫동안 해 왔던 습관적 반응을 내려놓기란 불가능해 보일 수도 있다. 그렇다면 자기 자신에게 말하는 새로운 방식을 추가할 수 있다고 생각해 보자. 비판적인 목소리를 잠재우고, 친절하고 다정한 목소리가 자신의 주의를 사로잡고 이야기하도록 새로운 기술을 추가하고 넓혀 가는 것이라고 말이다. 이것이 이 책을 쓰는 우리의 바람이다.

4단계: 포용하기(Embrace)

포용한다는 것은 가까이 끌어안고, 기꺼이 수용하고 지지하며, 열린 마음으로 환영하는 것을 뜻한다. 그래서 자신의 경험을 받아들이는 것은 가장 단순한 단계이면서도 가장 어려운 단계이기도 하다. 인간의 경험은 불쑥 찾아오기 때문에 우리가 해야 할 일이 그다지 많지 않다는 점에서 단순하다. 그러나 우리는 판단하는 존재이기 때문에 눈앞에 벌어지는 일을 열린 마음으로 맞이하기란 정말 어려운 일이다. 자신의 내적 경험을 거부하거나 그것을 위험 또는 위협으로 인식하는 순간 내적 비판자와 그 반응의 문이 열린다. 반면에 어떤 경험이든 있는 그대로 두고 받아들이면 내면의 코치와 자비, 그리고 응답이 들어설 공간이 열린다.

바로 이 순간의 경험을 포용해 본다. 내면에서 어떤 일이 생기는지 인식한 다음, 그 경험에 대해 적어 보자.

_____
_____
_____
_____
_____
_____
_____
_____

    CARE의 첫 단계는 '마주하기'다. 방금 했던 연습은 자기 자신과 마주하기였다. 하지만 우리는 타인과의 유대 속에서 성장하는 사회적 존재다. 하버드 행복 연구소에 따르면 오랫동안 행복한 삶을 예측하는 가장 큰 요인 중 하나가 사랑하는 사람들과의 깊은 유대이다(Newall et al., 2009). 여러 연구자와 전문가들도 행복과 높은 삶의 질을 완성하는 핵심 열쇠 중 하나가 바로 이 유대의 힘이라고 말한다.

    그럼에도 불구하고 마주하기는 여전히 어렵게 느껴진다. 내적 비판자는 우리가 타인과 진정한 관계를 이루려는 바람을 가로막아 외로움과 연약함, 충족되지 않은 느낌을 남긴다. 친밀한 관계가 정서적 웰빙의 핵심이므로 타인과 유대할 기회를 찾아야 한다. 모든 관계가 깊고 강렬해야 한다는 말이 아니다. 새로운 절친을 만들어야 한다는 것도, 만나는 모든 사람과 연결되어야 한다는 뜻도 아니다.

    그저 자신의 관계 속에서 당신이 어떻게 뒤로 물러서고 있는지 알아차리라는 것이다. 내적 비판자가 타인에게 다가가려는 당신을 어떻게 막고 있는지, 유대로 이어질 수 있는 연약함의 기회를 어디에서 차단하고 있는지를 말이다.

연습하기 | 타인과의 유대 시작하기

다음은 타인과의 유대를 시작할 수 있는 활동 목록이다. 익숙하거나 접근이 가능한 항목에 표시해 둔다. 이 목록에는 없지만 타인과 유대할 수 있는 활동이나 장소가 있다면 직접 추가해도 좋다.

- ☐ 예배 장소
- ☐ 독서 모임
- ☐ 지역 체육팀 (배드민턴, 테니스, 소프트볼)
- ☐ 헬스장
- ☐ 지역 전문 대학이나 도서관 강좌
- ☐ 요가 수업
- ☐ 특별한 취미 모임 (요리 클럽, 하이킹 그룹)
- ☐ 명상 모임
- ☐ 직장
- ☐ 학부모 모임
- ☐ 이웃
- ☐ 시민 단체와 활동
- ☐ 봉사 활동
- ☐ 연기 및 즉흥극 모임
- ☐ _____
- ☐ _____
- ☐ _____

관심 영역을 정한 후, 실제로 유대를 시도해 본다. 두려움, 불확실함, 비판자의 목소리가 떠오르는 것을 인식하게 될 수도 있다. CARE의 단계를 활용하여 이번에는 타인과의 유대를 만드는 용기 있는 걸음을 내디뎌 보자.

연습하기 | 유대 맺기

4단계 과정을 한 번 더 소개한다.

1단계: 마주하기(Connect)

조용히 머물 수 있는 장소를 찾아 손을 가슴 위에 얹고 호흡하는 들숨과 날숨에 주의를 기울인다. 장소는 중요하지 않다. 다른 사람들과 함께 있어도, 혼자 있어도, 서 있거나 앉아 있어도, 눈을 감거나 뜬 상태여도 괜찮다. 속도를 늦추고, 중심을 잡고 두 발로 땅을 디딘 상태로, 의도적인 비판단의 자세로 마음챙김의 방식을 찾는다. 어떤 일이든 함께 머물 공간을 만드는 것이다.

지금 이 순간에 머물고 있다면, 자신의 주의를 타인과의 의미 있는 유대로 옮겨 본다. 타인과의 유대로 무엇을 얻을 수 있는가?

_____
_____

어떤 대가를 치르게 될까? 두려움의 경험을 기록하면서 그 경험에 친절한 관심을 건네 본다. 지금 내적 비판자는 당신에게 무슨 말을 하고 있는가?

_____
_____
_____
_____

유대하지 않는다면 어떤 대가를 치르게 될까? 유대하지 않는 선택으로 얻는 이점이 있는가?

_____
_____
_____
_____

유대하기를 원하는 내면의 목소리에 조심스럽게 귀를 기울인다. 그 목소리는 자신을 타인에게 다가가게 만드는 내면의 코치인가? 다정하고 자비로운 코치가 하는 말을 적어 본다.

___

___

___

___

2단계: 허용하기(Allow)

속도를 늦추고 지금 여기에서 일어나고 있는 일에 주의를 기울이면서 지금 경험하고 있는 생각, 감정, 신체 감각이 겉으로 드러나도록 허용한다. 억누를 필요 없다. 그저 지금 느끼는 경험이 드러나도록 허락하고 승인한다.

지금은 선택의 순간이다. 예상 기능과 실제 기능 간의 차이를 구분하는 지식이 중요하므로 잠시 기억을 되짚어 본다. 내적 비판자와 내면의 코치는 모두 우리를 안전하게 지키려 한다. 그러나 역설적이게도 비판적 목소리는 우리를 목적과 의미 있는 삶에서 멀어지게 만든다. 반면에 내면의 코치는 궁극적으로 치유의 방향으로 우리를 이끈다. 내면의 코치는 우리가 상처를 받을 수 있음을, 그러나 유대를 맺을 가능성이 더 많다는 것을 알고 있다.

타인과의 유대를 시도하려 할 때 떠오르는 생각, 감정, 신체적 감각을 관찰한다. 그 모든 것에게 공간을 내어 줄 수 있는지 살펴보고, 무엇이 떠오르는지 적어 본다.

___

___

___

___

허용하기 어려웠던 것이 있는가? 다가가지 못하도록 마음이 막은 것이 있는가? 그 어려움이나 장벽이 어떤 느낌이 었는지 몇 마디로 설명해 보자.

_____
_____
_____
_____
_____

3단계: 응답하기(Respond)

이번에는 자신의 경험을 살펴본다. 타인과의 유대에 대해 내적 비판자에게 어떤 말을 들었는지 적어 본다. 그다음, 내면의 코치의 메시지를 적는다.

내적 비판자의 목소리	내면의 코치의 목소리

4단계: 포용하기(Embrace)

내적 비판자가 했던 모든 말에 귀를 기울이다 보면, 신중을 기하느라 타인과 연결되지 못하는 강제적인 이유가 생겼을 것이다. 유대하려는 이유 또한 분명히 있다. 내적 비판자와 그 비판적 목소리가 동반하는 고통스러운 감정을 인정하되, 활력과 의미 있는 방향으로 나아가야 한다. 다시 말해서 내적 비판자의 메시지가 설득력이 있는 만큼 내면의 코치의 목소리에 귀를 기울여야 한다. 진정한 유대는 바로 이 다정하고 지지적인 목소리가 인도하기 때문이다.

내적 비판자를 인정하면서도 내면의 코치에게 귀를 기울이고 결국에는 유대를 선택한다면, 당신은 어떤 행동을 하고 말하며 어떤 감정을 느끼게 될까?

_____
_____
_____
_____
_____
_____
_____
_____
_____
_____

방금 상상했던 이 시나리오는 충분히 현실이 될 수 있다! 내면의 코치의 목소리에 계속 귀를 기울여 보자.

지금까지 관찰하고, 상상하고, 느껴 보는 시간을 가졌으니 이제 행동으로 옮길 차례다. 거창하게 시작할 필요는 없다. 너무 거창한 출발은 오히려 우리를 멈추게 하는 경우가 많으니까. 작고 가볍게 시작해 보자.

연습하기 | 작은 걸음으로 시작하기

내면의 코치가 당신에게 제시하는 작은 걸음은 무엇일까? 다음은 가볍게 시작할 수 있는 몇 가지 아이디어 목록이다. 언제나처럼 자신만의 내용을 덧붙여도 좋다.

- 전화하기
- 웹 사이트에 들어가서 등록하기
- 이메일 보내기
- 지역 문화 센터까지 걸어가기
- _____
- _____
- _____
- _____
- _____

그 첫걸음이 무엇이든 시작해 보는 것이 중요하다.

지금 이 순간의 감정적 고통에 사랑과 친절, 자기자비로 응답하기 위해 CARE를 활용할 수도 있다. 다음 연습에서는 고통의 마음챙김과 비판단적 알아차림을 조심스럽게 시작할 수 있도록 돕는다.

연습하기 | 자신의 고통 돌보기

때로는 치유를 위해 고통스러운 경험을 마주해야 할 때도 있다. 이 연습이 바로 그런 경우다. https://siwonbooks.com/adddata 에서 이 연습이 녹음된 오디오 가이드를 내려받을 수 있다. 15분 정도 방해받지 않을 조용한 장소를 찾는다. 가만히 눈을 감거나 정면의 한 지점에 시선을 편안히 고정한다.

천천히 깊게 몇 차례 호흡한다. 숨을 가득 들이마시고 길게 내쉰다. 먼저 자신의 주의를 밖에서 안으로 옮기면서 주변의 소음을 그대로 둔다. 방 안의 소리에 신경이 쓰인다면 그저 그 소리가 있음을 알아차린 다음 다시 호흡에 집중한다. 호흡의 감각을 느낀다. 들숨에 부풀어 오르고 날숨에 이완되는 복부를 느낀다. 호흡할 때마다 어깨가 오르내리는 움직임도 인식한다. 이런 신체 감각들에 주목한다. 이렇게 세 번 더 호흡하면서 몸의 감각을 관찰한다.

이제 자신의 주의를 기억과 심상, 그리고 생각으로 옮긴다. 최근에 수치심을 느꼈던 순간을 떠올려 본다. 중요한 상대와의 교류 중, 혹은 자신이 원하지 않았던 방향으로 흘러간 대화 중이었을 수도 있다.

그 감정을 품은 채로 그 장면을 마음의 눈으로 다시 되살려 본다. 무슨 일이 일어나고 있었는지, 자신의 모습은 어땠는지, 무슨 생각을 하고 있었는지, 어떤 감정을 느끼고 있었는지 재현하고 다시 경험한다. 그 순간에 떠올랐던 자기비판적 생각을 마주해 본다. 내적 비판자가 무슨 말을 하거나 소리치고 있는가? 그 해로운 말들을 알아차려 본다.

그 자기비판적 생각과 다시 마주하는 동안 몸에서 어떤 반응을 보이는지 느껴 본다. 수치심의 그 깊은 고통이 신체 어느 부위에서 느껴지는가? 가슴? 복부? 떠오르는 감각을 알아차리고 허용한다. 그 감각을 어떤 단어로 표현할 수 있는가? 압박감? 쑤시는 느낌? 긴장감? 수치심을 가장 강하게 느끼는 신체 부위를 지정할 수 있다면 그 부위에 한 손을 가만히 올린다. 그리고 그 감각과 연결된 상태를 유지한다.

수치심의 감각과 연결된 상태로 그 고통이 얼마나 큰 공간을 차지하고 있는지 상상해 본다. 큰 공간을 차지하고 있는가? 주먹보다 큰가? 지우개보다 작은가? 마음의 눈으로는 그 크기가 보이는가? 자신의 고통을 계속 관찰하면서 그 감정의 형태를 그려 본다. 둥근가? 사각형인가? 일정하지 않은 모양일 수도 있다. 마음의 눈으로는 무엇이 보이는가?

수치심을 품은 부위에 집중하면서 그 감정을 만져 본다고 상상한다. 어떤 감촉인가? 거칠고 까끌까끌한가? 부드럽고 매끈한가? 온도도 인식해 본다. 펄펄 끓는 듯 뜨거운가? 체온과 같은가? 얼음처럼 차가운가? 자신의 몸으로 느껴지는 수치심의 감촉에 계속 집중한다.

그 감정을 손으로 쥔다면 어떤 느낌일까? 가벼운가? 바위처럼 단단하고 무거운가? 조금 더 그 감각에 집중한다. 그 신체 부위에 대고 있는 손으로 당신의 고통을 쥐고 있다고 상상해 본다. 손으로 그 고통을 쥐고 있는 동안 어떤 감정이 떠오르는가? 반대편 공간으로 내던지고 싶은가? 내면 깊은 곳으로 감추고 싶은가? 당신의 손에서 그 감정을 향한 다정함이 느껴지는가? 손으로 고통을 쥐고 있는 자리에서 자기 자신을 향한 다정함을 느껴 본다. 당신의 고통과, 당신과, 그 다정한 마음이 연결되는 그 순간에 잠시 머문다.

이 고통의 부위를 쥔 상태로 다른 감정에도 주의를 기울인다. 손으로 자신의 고통을 쥐고 있는 것은 어떤 기분인가? 더 깊은 고통을 불러오는가? 이 감정에 조금 더 머물러 본다. 이 고통에 조금이라도 변화가 있는가? 고통의 감정에 공간을 내어 주도록 자신에게 허락할 때 그 감정은 옅어진다. 다시 돌아오더라도 치유를 향한 작은 걸음을 내디딜 정도의 여유는 생긴다. 고통에 공간을 내어 주기가 어렵지만 맞서 싸울수록 고통은 더 커질 뿐이다.

깊고 길게 세 번 호흡한다. 필요한 만큼 충분한 시간을 가진 뒤에 천천히 눈을 뜬다. 그리고 다음의 질문에 응답해 본다.

자신의 고통을 적어 보자. 그 고통이 당신에게 어떤 말을 하는가? 당신이 어떤 영향을 받고 있는지에 관해 고통에게 알리고 싶은 것은 무엇인가? 이제 당신과 당신의 고통을 분리해 본다. 아무런 고통도 없었다면 그 경험은 어땠는지 적어 본다.

_____
_____
_____
_____
_____
_____
_____
_____

이 연습은 어떠한 가혹함이나 폄하, 낙심의 메시지 없이 당신의 고통을 자비롭게 보살피는 방식으로 내적 비판자를 잠재우면서 내적 비판자에게 자비를 베푸는 또 다른 방법이다. 고통을 인격화하는 방법이라고 생각하면 된다. 자기자비의 한 가지 속성이 보편적 인간성이다. 고통을 인격화한다는 것은 그 고통에 실제로 자비를 건네는 것이다.

앞으로 내적 비판자가 떠오르는 상황이 오면 그 순간에 CARE 단계를 적용해 보자. 그 순간에 자신을 타인과 유대하고, 떠오르는 모든 것을 있는 그대로 허용하며, 자신과 상황에 친절과 자신의 가치로 응답하고, 그 순간에 일어나고 있는 것을 포용해 보자.

그러고 나서 이 워크북을 다시 펼쳐서 그 경험을 적어 본다. 어떤 새로운 방식으로 전개되었는가?

_____
_____
_____
_____
_____
_____
_____

  반응하기와 응답하기의 차이를 탐색할 때 자신에게 들려주는 이야기와 자신의 인생사가 중요한 역할을 한다는 점을 기억하는 것이 좋다. 1장에서 우리는 '어린 시절의 나'가 자신을 안전하게 지키고 해로움에서 벗어나기 위해 만들었던 서사에 대해 알아보았다. 그 서사가 이제 더 이상 도움이 되지 않을 수 있다는 사실도 알게 되었다. 더 이상 유용하지 않다는 것을 어떻게 알 수 있을까? 바로 그 서사가 '성인이 된 나'에게 고통과 괴로움을 일으키고 있기 때문이다. 자신의 내적 비판자는 낡은 정보와 오래된 맥락에 의존하고 있다. 그렇다면 지금 효과를 발휘할 방법은 무엇일까? 지금 자신이 원하는 삶의 모습을 반영하는 이야기로 새롭게 수정하고 업데이트하는 것이다!

연습하기 | 나의 이야기 다시 쓰기

여기 제공된 공간에, 혹은 별도의 공책에 당신의 인생사를 되돌아보자. 도움이 된다면 1장에서 연습했던 '당신의 인생사 쓰기' 내용을 확인해도 좋다. 새로운 이야기를 쓰면서 과거의 한 부분을 다시 체험하는 일이 고통과 괴로움을 연장하고 있는지 살펴본다. 고통이 밀려온다면 CARE 기술을 사용하여 자신을 보살필 수 있는지 확인한다. 내적 비판자를 잠재우려 했던 모든 노력과 지금까지 익혀 온 자기자비의 기술로 지금 이 자리에 있는 자신의 인생사를 고려해 볼 때, 앞으로 자신의 이야기가 어떤 모습이기를 바라는가?

지금부터 어떤 이야기가 자신의 삶을 이끌어 가기를 원하는가? 지금 바로 적어 본다.

이 경험이 어땠는지 돌아본다. 자신의 삶이 어떤 모습이기 바라는지를 글로 적는 기분은 어떤가?

_____
_____
_____

상상하는 일이 쉬웠는가? 이 과정을 통해 앞으로 어떤 행동을 다르게 하게 될까?

_____
_____
_____
_____

앞으로 나아가는 삶의 모습을 그리기가 어려웠다면, 자신의 길을 가로막고 있는 내적 장애물이 무엇인지 적어 본다.

_____
_____
_____
_____

내가 누구이며 삶에서 어떤 존재가 되기를 원하는지 명확히 아는 것은 행동에 목적을 세우는 데 큰 힘이 된다. 내적 비판자의 목소리가 튀어나와 어떻게 반응할지 지시하려는 순간(분명히 그런 상황이 온다) 명확한 목적을 가지고 있으면 안전함에 안주하며 과거에 갇히는 대신에 그 목적을 발판 삼아 의미와 활력이 있는 방향으로 나아갈 수 있다.

  우선 자신의 행동 변화를 추적하는 강력한 방법을 소개한다. 추적하기는 패턴을 알아차리고 지금 이 순간에 머물도록 도와주며, 진전과 오류에 대한 중요한 정보를 제공하는 효과적인 연습 방법이다. 우리는 너무 쉽게 예전의 익숙한 행동 패턴으로 되돌아가기 때문에 변화가 우리에게 가져오는 효과를 관찰하는 연습이 중요하다. 다음의 워크시트를 사용하여 자신의 반응과 응답을 추적하고 도움이 되는지 확인해 보자. https://siwonbooks.com/adddata에서 이 워크시트를 내려받아 필요한 만큼 복사하여 사용할 수 있다.

연습하기 | 내적 비판자 변화시키기

상황:

내적 비판자가 한 말:

내가 느낀 감정:

나는 반응했는가 아니면 응답했는가? 그 이유는?

나는 CARE의 어떤 단계를 시도했는가?

CARE 단계가 나에게 어떤 도움을 주었는가?

_____
_____
_____
_____

그 과정에서 나는 내면의 코치를 활용했는가? 그 다정하고 자비로운 목소리는 어떤 말을 했는가?

_____
_____
_____
_____
_____
_____

　　5장에서는 자신의 행동을 알아차림과 비판단적 태도로 관찰하는 방법을 집중적으로 다뤘다. CARE 단계를 통해 그 순간에 일어나는 일을 해석하여 반응하는 대신, 자신 및 타인과 함께 머물면서 그 순간에 응답할 수 있다. 반응의 방식은 단절과 오해로 이어져 우리를 고통과 무능함의 패턴에 가두는 경우가 많다. 반면에 응답의 방식은 목적 있는 삶을 추구하는 행동을 하도록 우리를 자유롭게 놓아 준다. 이제 6장에서는 자신에게 중요한 것이 무엇인지 계속해서 식별하고, 그렇게 함으로써 내적 비판자에게 CARE로 능숙하게 응답하고, 어떤 선택에 왜 응답하는지 알게 될 것이다.

# 6장 비판자의 말보다 중요한 것

지금까지는 내적 비판자가 어떻게 우리에게 상처를 주는지 살펴봤다. 우리를 초라하게 만들고, 부족하다고 느끼게 하며, 수치심을 심어 주고, 타인과 멀어지게 하고, 무언가를 시도하고 위험을 감수하며 자신감을 가지고 행동하는 기회를 놓치게 하고, 우리가 원하는 존재가 되는 것을 방해하는 존재가 바로 내적 비판자. 그 가혹한 목소리에 귀를 기울이는 순간 우리는 생기 있고 풍성한 삶으로부터 단절되어 버린다. 내적 비판자의 방식이 그렇다.

만약 수치심과 고립감, 두려움과 부족함의 방해를 받지 않는다면 우리는 어떤 행동을 하고 있을까? 6장에서는 우리에게 중요한 것이 무엇인지 탐색해 보려 한다. 의식주처럼 우리의 생존에 필요한 것 이상의 충만함과 의미를 느끼게 하는 것은 무엇인가? 이 질문에 답하고 자신에게 중요한 가치를 기반으로 행동할 때 우리는 내면의 코치에 곧바로 연결된다. 이 지지적 목소리는 우리를 의미 있는 방향으로 이끌기를 원한다. 그리고 이것이 내적 비판자를 잠잠하게 만드는 가장 강력한 방법이기도 하다.

삶에서 중요한 것

잠시 다음의 몇 가지 질문에 대해 고민해 보자. '무엇이 당신의 심장을 뛰게 하는가? 무엇이 당신의 삶에 충만함과 의미, 목적을 부여하는가? 당신의 삶이 무엇에 관한 삶이기를 원하는가? 이 세상에서 어떤 존재가 되기를 바라는가?' 자신에게 가장 중요한 것이 무엇인지 탐색할 때는 머리보다 마음이 이끌게 해야 한다. 내적 비판자가 나타나서 "왜 이런 걸 하고 있어? 어차피 이런 건 잘하지도 못하면서!" 따위의 말을 할 수도 있다. 자신을 위한 CARE를 기억하자. 그리고 이렇게 대답하자. "그저 나를 안전하게, 다치지 않게 해 주려는 거 알아. 이제는 내면의 코치가 말할 차례야!"

다음의 연습은 조금 어려울 수도 있다. 비판적인 내면의 목소리는 우리가 중요하게 여기는 가치를 깎아내리거나 간절히 원하는 것으로부터 멀어지게 만든다. 우리가 기억해야 할 것은 우리의 가치는 중요하며, 잘 사는 삶에 있어 가장 핵심적인 부분이라는 것이다.

연습하기 | 무엇이 영혼을 춤추고 가슴을 노래하게 하는가?

영혼을 춤추게 하는 것을 최대한 많이 적어 본다. 예를 들면:

- 활동 (반려동물과 놀기, 등산하기)
- 장소 (바닷가, 콘서트)
- 특별하거나 의미 있는 순간 (지역 사회 봉사, 별 보기)
- 삶의 태도 (친절한 태도 유지하기, 호기심 발휘하기)
- 예전에는 의미와 기쁨을 주었지만 지금은 그만둔 활동과 경험
- 한 번도 경험해 본 적은 없지만 감동적일 것 같다고 생각하는 일

영혼을 춤추게 하는 것은 오직 당신만의 고유한 특권임을 기억하자. 타인의 기대가 아니라 당신이 진정으로 가치 있게 여기는 것을 이야기하는 것이다.

1. _____
2. _____
3. _____
4. _____
5. _____
6. _____
7. _____

8. _____
9. _____
10. _____

무엇이 기쁨을 가져다줄 것으로 생각했는가? 떠올리기 어려웠는가? 다양한 경험들을 떠올릴 수 있었는가? 알게 된 것을 적어 본다.

_____
_____
_____

의미와 목적의 원천을 목록으로 작성하면서 의외였던 부분이 있는가?

_____
_____
_____

자신의 목록을 다시 확인한다. 각각의 항목 옆에 그것이 기쁨을 가져다주는 이유를 간단하게 적는다. 그것은 어떤 감정을 느끼게 하는가? 당신의 어떤 면을 드러내는가? 당신의 삶에 어떤 기여를 하고 있는지 적어 본다.

    이 연습이 만만치 않아서 원하는 만큼 많은 경험을 떠올리지 못했거나 그 경험들이 정말로 자신의 가슴을 노래하게 하는지 확신이 서지 않는다면 다른 연습을 해 보자. 다음의 연습은 우리가 가치 있게 여기는 것의 단서로, 잠재적인 후회에 초점을 맞춘다. 노년층을 대상으로 한 연구 결과, 그들은 '하고 싶었으나 하지 못했던 것'을 가장 크게 후회했다(Newall et al., 2009). 간절히 원했던 경험을 좇지 않았던 이유는 안전을 택했거나, 불확실성에 가로막혔거나, 도전을 장애물로 여겼기 때문이었다. 다음의 연습에서 후회를 상상하는 과정을 통해 자신에게 중요한 것이 무엇인지 식별해 보자.

연습하기 | 당신 삶의 주제는 무엇인가?

이 연습을 위해 10분 정도 방해받지 않을 조용한 장소를 찾는다. https://siwonbooks.com/adddata에서 이 연습을 녹음한 오디오 가이드를 들어도 된다. 오디오 버전을 듣는 것이 가장 효과적이다. 연습을 마친 후 글쓰기용 질문에 응답한다.

> 편안한 자세로 앉아서 두 눈을 감는다. 들숨과 날숨을 느끼며 몇 차례 호흡한다. 그리고 마음의 눈으로 넓은 공간 안에서 당신이 감사하고 사랑하며, 삶이 서로 얽혀 있는 모든 사람들에 둘러싸여 앉아 있는 모습을 상상한다. 그 사람들은 지금 살아 있는 사람일 수도, 이미 세상을 떠난 사람일 수도 있다. 당신이 99번째 생일을 맞이한 파티의 주인공이며, 그 사람들은 모두 당신과 당신이 살아온 삶을 축하하기 위해 모여 있다. 모두가 당신이 그들에게 어떤 영향을 주었는지, 당신이 그들에게 어떤 의미였는지, 그리고 당신이 어떤 삶을 살아왔는지를 차례로 이야기한다.
>
> 그 사람들은 당신에 대해 어떤 말을 하는가? 준비가 되면 눈을 뜨고 답을 적어 본다.

_____

_____

_____

_____

_____

이 연습은 당신에게 정말로 중요한 것을 드러낸다. 타인의 눈을 통해 자신을 바라보는 것, 당신이 집중력과 에너지를 배분하는 것이 타인의 눈에 어떻게 보이는지를 알게 되면, 당신이 실제로 세상과 맺고 있는 방식과 당신이 원하는 활기차고 목적이 이끄는 삶 사이의 단절을 인식할 수 있다. 다음에 제시된 클레어의 예를 통해 이 연습이 삶에 진정한 의미를 가져다주는 방식을 들여다보자.

> 클레어에게는 이 연습이 강렬한 경험이었다. 그녀는 손주들이 그녀가 어떤 사람인지 이야기하던 순간에 느꼈던 격한 감정을 설명했다.
>
> "할머니는 늘 정말로 조용했어요." 손녀가 말했다.

"할머니는 말이 없고 예민한 노인이죠." 손자는 이런 식으로 설명했다.

그 연습을 하던 도중 눈물이 터져 버린 클레어가 소리쳤다. "아니야! 그렇지 않아! 내가 아이들을 얼마나 사랑하는지, 내가 얼마나 다정한 사람인지 알아야 해. 난 말이 없는 게 아니라 잘 듣는 사람이야. 창의적인 사람이고! 재능도 많고!"

이 연습을 마친 후, 클레어는 들뜬 상태로 쏟아지는 말들을 적어 나갔다. 중학생 시절에 수채화를 그리며 느꼈던 기쁨에 대해 적었는데, 다른 친구들이 그녀의 그림을 보고 아름답다고, 클레어에게 재능이 있다고 칭찬했고 그녀 역시 자랑스러움과 성취감을 느꼈던 경험이었다. 그녀는 자신이 왜 그림을 그만두었는지 궁금해지기 시작했고, 그 주 안에 물감과 종이를 사기로 결심했다.

클레어가 다시 수채화를 그리면서 느낀 충만함은 그저 즐거운 활동을 하면서 시간을 보내는 것 이상이었다. 되살아난 창작의 에너지와 열정 덕분에 클레어는 볼거리가 너무나 많은 세상의 아름다움을 찾게 되었다. 그녀는 숲속의 오솔길을 날아다니는 나비를 그린 수채화 카드에 이렇게 적었다. "나는 내가 늘 원하던 아름다운 사람이 되는 방법을 찾았다."

이 연습을 통해 모두가 클레어처럼 강력하고 확실한 반응을 하지 않을 수도 있다. 그래도 괜찮다. 때로는 우리가 원하지 않는 삶의 모습을 떠올리기가 더 쉬울 때도 있다. 손이 처음 이 연습을 시도했을 때, 그녀는 아들이 이렇게 말했던 것을 떠올렸다. "나는 깨끗한 부엌 바닥을 유지하던 사람으로 엄마를 가장 잘 기억할 것 같아." 이 이야기는 가족의 농담으로 남아서 그녀가 아들과 뭔가 의미 있는 시간을 보낼 때면 누군가가 "오늘은 부엌 걸레질이 안 되어 있겠네!"라고 말하게 되었다.

당신의 상상 속에도 기억되고 싶지 않은 모습들이 있는가? 타인에게는 겉으로 보이지만, 자신의 내면세계나 진정한 자아를 반영하지는 않는 특성 말이다. 언급하지 않았지만 기억되고 싶은 모습은 무엇인가? 그 모습을 적어 보자.

이 성찰은 우리가 무심코 간과하거나 외면하던 자신의 모습을 알아차리는 데 도움이 된다. 정말 중요한 것을 행동으로 옮길 기회를 얻게 된 것이므로 유익하다! '그때 그렇게 했더라면/있었더라면/봤더라면 좋았을 텐데, 하지 않았어.'라는 생각을 하지 않아도 되는 것이다.

자신의 가치 식별하기

이전의 두 연습을 통해 우리는 삶에 의미를 부여하는 것과 기억되고 싶은 모습들을 목록으로 작성했다. 이제 그 목록에 어떤 공통점이 있는지 살펴보자. 아마도 자신의 가치일 가능성이 크다. 가치란 삶을 살아가는 방식을 이끄는 자질이나 원칙이다. 우리가 어떤 사람이 되고 싶은지, 그리고 무엇으로 삶을 채우고 싶은지를 보여 주는 것이 바로 이 가치다. 그렇다면 당신의 가치는 무엇인가? 다음 몇 가지 연습을 통해 직접 탐색해 보자.

연습하기 | 삶의 영역

자신에게 중요한 가치를 식별하는 한 가지 방법은 가장 중요하게 여기거나 일상에 의미와 활기를 부여하는 삶의 영역들을 생각해 보는 것이다. 이 영역들은 상황과 시기에 따라 달라질 수 있으므로 이 연습을 여러 번 반복하는 것이 좋다. 아래의 표를 보면서 단계별로 진행해 보자.

1단계: 자신의 삶에서 차지하는 중요도에 따라 가운데 열에다가 각각의 가치 영역에 따른 점수를 매긴다. 가장 덜 중요한 것은 1, 가장 중요한 것은 10이다. 순위를 매기는 것이 아니므로 같은 점수를 여러 번 쓸 수 있다. 가족이나 사회적 기대가 아니라 '나'에게 중요한 정도를 파악하는 시간임을 기억한다.

2단계: 세 번째 열에는 자신의 일상에서 차지하는 우선순위에 따라 각 영역에 점수를 매긴다. 가장 낮은 우선순위는 1, 가장 높은 우선순위는 10이다. 여기서는 중요도와는 별개로, 다른 일에 비해서 하루에 얼마나 많은 시간이나 에너지를 쓰는지를 평가하는 것이다. 예를 들어 숀은 '여가 생활'의 중요도를 일관되게 9로 평가했지만, 이 책을 쓰는 동안 여가 시간을 거의 쓰지 못했기 때문에 우선순위는 2였다. 이 우선순위도 순위를 매기는 것이 아니므로 같은 숫자를 여러 번 쓸 수 있다.

가치 영역	중요도	우선순위
가족		
결혼, 연인, 친밀한 관계		
자녀 양육		
친구 관계 및 사회생활		
경력 및 직업		
교육 및 자기 성장		
취미, 놀이, 여가		
영성		
시민 의식, 환경, 지역 사회		
건강: 신체 건강 및 정신 건강		

이제 자신의 가치가 어떻게 그 중요도와 우선순위로 나뉘었는지 비교해 본다. 불일치가 있는 영역이 있는가? 예를 들어 시민 의식의 중요도는 8인데 우선순위가 3이라면 어떤 불일치가 생긴 것이다. 그 불일치를 생각하며 '이런 불일치가 왜 생겼을까?' 성찰한다. 답을 적는 과정에서 내적 비판자가 개입했는지 살펴본다.

의미와 목적을 가진 삶의 영역에 대해 생각하기 시작했으니, 자신의 삶에 활력을 불어넣는 존재가 되기 위한 구체적인 자질과 방법을 고민할 차례다.

연습하기 | 가치의 언어

아래에 제시된 자질의 목록을 살펴본 다음, 가장 구현하고 싶은 항목에 표시한다. 적어도 여섯 개 이상 고른다. 자신에게 맞는 단어가 없다면 자신만의 항목을 추가해도 좋다.

- ☐ 성취
- ☐ 모험
- ☐ 진정성
- ☐ 아름다움
- ☐ 사랑받기
- ☐ 배려
- ☐ 도전
- ☐ 자비
- ☐ 순응
- ☐ 유대
- ☐ 사색
- ☐ 기여
- ☐ 용기

- ☐ 창의성
- ☐ 호기심
- ☐ 평등
- ☐ 탁월함
- ☐ 신남
- ☐ 신앙
- ☐ 명성
- ☐ 유연함
- ☐ 용서
- ☐ 놀이
- ☐ 진심
- ☐ 감사

- ☐ 정직
- ☐ 독립성
- ☐ 성실함
- ☐ 친절
- ☐ 사랑
- ☐ 충성
- ☐ 물질적 안정
- ☐ 보살핌
- ☐ 개방성
- ☐ 권력
- ☐ 봉사
- ☐ 가르치기 혹은 멘토링
- ☐ 신뢰

자신에게 가장 먼저 눈에 띈 자질을 적어 본다.

_____

_____

_____

선택한 가치들 사이에 공통된 주제가 있는가? 예를 들어 이전 연습에서 자녀 양육, 결혼, 가족을 가장 중요한 가치 영역으로 꼽았고, 이번 목록에서는 친절, 충성, 사랑받기를 가장 중요한 가치로 선택했다면 유대, 사랑, 친밀함, 취약함, 안전이라는 공통된 주제가 있다고 볼 수 있다. 당신의 목록에서 발견한 주제는 무엇인가?

_____
_____
_____
_____

우리는 종종 타인에게서 '중요해야 한다'는 자질들을 배우곤 한다. 하지만 그 자질들이 실제로 자신에게 의미와 목적의식을 가져오지 않을 수도 있다. 당신의 내적 비판자가 중요해야 한다고, 또는 중요하지 않아야 한다고 말하고 있지는 않은지 생각해 본다. 이 부분에 관한 생각을 적어 보자.

_____
_____
_____
_____

당신이 선택한 자질들을 살펴본다. 이 자질들이 이전 연습에서 중요하다고 표시했던 삶의 영역에서 실천되고 있는가? 이 질문의 답을 생각해 본다.

_____
_____
_____
_____
_____
_____

만약 삶의 중요한 영역에서 이 자질들을 실천하지 못하고 있다면 그 까닭을 적어 본다. 내적 비판자에게 조종당하고 있는지, '이 자질들을 실천할 수 없다'고 말하는 고통스러운 감정과 규칙, 혹은 이야기를 회피하고 있는지, 혹은 실패에 대한 두려움에 가로막혀 있는 것은 아닌지 살펴본다.

___

___

___

___

가치대로 살지 못한다고 해도 그것은 당신만의 문제가 아님을 기억하자. 많은 사람들이 같은 어려움을 겪는다. 하지만 중요한 가치들이, 심지어 무의식중에 우선순위에서 밀려나는 것은 안타까운 일이다. 이제 그 간극을 알아차리게 되었으니 중요한 것들을 다시 삶의 중심에 두기 위한 노력을 시작하면 된다! 6장의 나머지 부분에서 그 방법을 구체적으로 살펴보자.

가치의 인식에서 가치의 실천으로

자신의 가치를 '실천하고 있다'는 것을 어떻게 알 수 있을까? 지금까지 자신에게 중요한 가치를 파악했으니 이제 그 가치를 향해 나아가기 위한 행동 단계를 세울 차례이다. 그리고 그 과정을 제대로 밟고 있는지 확인하는 방법도 생각해야 한다.

여기서 필요한 것이 바로 목표다. 가치가 자신이 원하는 삶의 방향을 비추는 행동 특성이라면, 목표는 그것을 실현하기 위해 밟아 나가는 구체적 단계다. 그리고 그 과정에서 우리가 원하는 방식대로 삶을 살아가고 있는지 확인하는 역할을 하는 것이 바로 기준점이다.

목표 설정하기

가치를 실현하기 위해서는 그 가치를 반영하는 구체적 행동 단계를 마련하는 것이 필요하다. 이 행동 단계 목록이 바로 목표가 된다. 가치를 향해 나아가는 데 필요한 단계를 정하는 것은 생각보다 버거운 일이다. SMART 목표나 PACT 방법 등 목표를 구체적으로 설정하는 여러 기술들이 있지만 여기서는 가치를 향해 나아가는 행동 단계를 파악하는 방법을 다룰 예정이므로 가장 기본적인 틀에 집중하기로 한다.

의미 있는 방향으로 나아가도록 돕는 행동 단계 목록은 다음의 두 단계로 만들어진다.

1. 목표 행동 파악
2. 관리 가능한 순서로 배열

구체적인 순서를 따라야 하는 일들도 있다. 예를 들어 케이크 굽기는 보통 다음과 같은 동작과 순서로 진행된다. 1) 밀가루, 베이킹파우더, 액상 재료 등 계량하기 2) 재료 섞기 3) 반죽을 오븐에 굽기. 이 과정을 순서대로 진행하지 않거나 잘못된 동작을 하면 케이크는 완성되지 않는다. 밀가루만 젓거나, 우유를 냉동실에 넣거나, 베이킹파우더를 오븐에 뿌린다고 생각해 보라. 케이크가 나올 리 없다.

다행히 가치에 맞춰 행동하는 방법에는 케이크를 만드는 것보다 훨씬 더 많은 자유가 있다. 어떤 행동 자질을 선택할 것인지, 어떤 경험에 가치를 둘 것인지를 우리가 선택할 수 있기 때문에 목표에 도달하는 방법도 우리가 결정할 수 있다. 예를 들어 "누구를 사랑하는가?"라는 질문에는 아마 몇 명쯤은 떠올리게 될 것이다. "그 사람들도 당신이 그들을 사랑하는 것을 아는가?"라는 질문에는 아마 그들이 당신의 사랑을 느낄 수 있는 말이나 행동들이 떠오를 것이다.

다시 말해서 '나는 당신을 사랑한다'라는 메시지는 일련의 행동으로 전달된다. 그들에게 사랑을 전달하는 이런 언어적 혹은 비언어적 행동을 함으로써 그들이 당신의 사랑을 받고 있음을 알게 되는 것이다. 사람들은 각자의 독특한 방식으로 사랑을 전하고 또 인식한다. 어떤 사람은 날마다 연인에게 모닝커피를 준비하는 친절한 행동으로, 어떤 사람은 판단하거나 거절하지 않고 친구의 고민을 들어주는 방식으로, 부모라면 떼를 쓰는 어린아이에게 흔들림 없이 다정한 목소리로 "사랑해"라고 말을 하고, 배우자는 말다툼 후에 상대의 손을 잡고 "우린 괜찮아"라고 속삭이는 방식으로 표현한다.

반면 사람들이 당신의 사랑을 어떻게 아는지에 대한 질문에는 "글쎄요, 그냥 알죠. 말로 하거나 안아주거나 하는 일은 안 해요. 우리 가족은 그런 걸 안 하니까."라는 답을 할 수도 있다. 그렇다면 과연 그 사람들이 당신의 사랑을 알고 있을까? 이 예시에서 사랑은 분명한 가치이지만, 이 가치에 맞는 행동을 하지 않으면 실제로 실현되기 어렵다.

실천의 영역을 둘러 가는 방법은 많지 않다. 중요한 것을 이루려면 의미 있는 행동을 반드시 해야 한다. '사랑'이라는 가치를 행동으로 옮기는 몇 가지 예시를 살펴봤으니 이제는 당신이 중요하게 여기는 가치를 행동으로 옮기는 일이 어떤 모습일지 적어 보자.

연습하기 | 가치 있는 행동 그려 보기

6장 초반의 '가치의 언어' 연습하기에서 정리했던 '내가 되기 위한 자질'을 다시 확인한다. 쉽게 참고할 수 있도록 여기에 적어 둔다.

_____

_____

_____

시작하기에 앞서 모든 안내 내용을 끝까지 읽는다. https://siwonbooks.com/adddata에서 이 연습의 오디오 가이드를 내려받을 수 있다.

5분 정도 방해받지 않을 장소를 찾는다. 두 눈을 살며시 감거나 시선을 정면의 한 지점에 부드럽게 고정한다.

천천히 길고 깊은 호흡을 몇 차례 이어서 한다. 숨을 끝까지 들이마셨다가 천천히 내쉰다. 당신의 내부로 주의를 이동하면서 주변의 소음을 그대로 둔다. 방 안의 소음 때문에 집중이 흐트러지면 그 소음을 있는 그대로 인식한 후 다시 당신의 호흡으로 주의를 돌린다.

평범한 어느 날, 집 안에서 일상적인 활동을 하는 당신의 모습을 상상한다. 중요하게 여기는 한 가지 자질을 마음속에 떠올린 다음, 그것을 어떤 행동이나 생각으로 드러내고 있을지 상상해 본다.

- 무슨 일을 하는 중인가?
- 평소의 일상에 추가된 행동인가? 현재 일과를 대체한 행동인가?
- 어떤 다른 행동을 하고 있는가?
- 그 순간의 행동을 이끄는 관점의 변화가 있는가?
- 생각이나 감정이 달라진 것이 있는가?

변하지 않은 것, 달라진 것, 그리고 새로 추가된 것을 관찰한다. 이러한 변화와 추가, 그리고 전환이 다음 순간에 어떤 영향을 주는지 확인한다.

이 행동들이 새롭고 다른 행동으로 더 많이 이어지는가? 당신에 대한 주변 사람들의 반응이 달라졌는가?

조금 더 시간을 들여서 가능한 한 많은 것을 관찰해 본다. 새로운 행동을 하는 당신의 모습을 떠올리기 어렵다면 천천히 호흡하면서 자신에게 친절과 자비를 건네고 마음의 눈으로 자신을 바라본다. 그런 다음 다시 시도해 본다. 준비가 되면 천천히 눈을 뜬다.

평범한 일상에서 새롭거나 달라진 것은 무엇이었는가?

___

___

___

하루를 보내는 방식에서 변하지 않은 것은 무엇이었는가?

___

___

___

새로운 방식으로 행동할 때 어떤 기분이 들었는가?

___

___

___

내적 비판자가 나타났는가? 나타났다면 어떤 말을 했는가?

___

___

___

적어 두었던 행동 특성마다 이 연습을 반복한다. https://siwonbooks.com/adddata 에서 이 워크시트를 내려받아 다시 사용할 수 있다.

원하는 삶의 방향으로 나아가게 하는 행동을 한 가지라도 떠올릴 수 있었다면 축하를 건넨다! 당신은 이미 그 여정을 시작한 것이다! 이제 행동 목표가 생긴 셈이다. 반대로, 단 하나의 행동 목표도 떠올리지 못했다면 지금이야말로 CARE 단계를 실천하여 방해 요소를 확인할 기회다. https://siwonbooks.com/adddata에서 '자기자비 목소리의 4단계'라는 제목의 CARE 워크시트를 내려받아 출력해서 쓰면 된다.

목표 유지하기

가치를 '실천'하는 과정에서 가장 큰 장애물은 언제나 '목표의 확인'이 아니다. 바로 '실천'이 문제다. 이 책을 쓰는 우리의 경험에서도, 우리가 상담했던 수많은 내담자들의 사례에서도 확인된다. 행동 목표를 세웠더라도 내적 비판자가 전혀 다른 행동을 하라고 지시하기 때문이다. 이제 그 비판적인 목소리가 하는 말을 주의 깊게 살피고, 진짜 중요한 것을 일깨우는 내면의 코치의 목소리에 더욱 귀를 기울여야 한다.

매년 1월 1일이 되면 수많은 사람들이 몸을 만들고 건강을 챙기겠다고 다짐하며 헬스장으로 몰려든다. 하지만 2월 말이 되면 다들 자취를 감춘다. 마음이 변한 것일까? 선의의 결심을 했던 사람들이 건강을 목표로 하는 행동을 멈추는 이유는 무엇일까? 많은 경우, 그들에게 할 수 없다거나 끝까지 할 필요 없다고 말하는 내적 비판자 때문이다. 아마 당신도 이런 일을 겪어 본 적이 있을 것이다. 당연히 우리에게도 일어났던 일이다. 이제 이 주제에 대한 자신의 경험을 살펴보자.

연습하기 | 공들여 세운 계획

의미 있거나 중요한 목표를 세웠지만 끝까지 하지 못했던 경험을 떠올려 본다. 새로운 운동 종목을 배우려 했거나, 금연 목표를 세웠거나, 아이들 앞에서 욕설을 줄이려 했던 다짐 등 말이다. 그때 세웠던 원래의 목표를 적어 보자.

_____
_____
_____

그 목표가 왜 중요했는가? 그 이유를 적어 본다.

_____
_____
_____

이번에는 끝까지 실행하지 못했던 이유를 모두 적는다.

_____
_____
_____

내적 비판자에 대해 당신이 알고 있는 것, 그리고 그 목소리가 어떤 방식으로 이야기하는지 생각해 본다. 행동을 멈췄던 추가적인 이유를 확인할 수 있는가? '너는 못 해', '할 필요 없어', 혹은 '무슨 상관이야?' 등의 비판적인 메시지가 있었는가? 비판이나 두려움은 없었는가? 떠올릴 수 있는 만큼 적어 본다.

_____
_____
_____
_____

당신의 비판자에게 자비를 베풀어 본다. 확인할 수 있었던 모든 비판의 메시지나 비관적인 메시지에 부드럽고 자비로운 이해의 태도로 응답하고, 그 응답들을 적어 보자.

_____
_____
_____
_____

내면의 코치의 관점에서 다른 메시지를 건네 본다. 끝까지 이어갈 수 있도록 지지해 주었을 내면의 코치가 했을 법한 메시지를 상상해서 적어 보자.

_____

_____

_____

내적 비판자가 전하는 '할 수 없어' 혹은 '할 필요 없어'라는 메시지를 언제나 막아낼 수 있는 것은 아니다. 하지만 그 목소리를 알아차리고, 자신의 가치를 향해 나아가게 하는 더 친절한 목소리를 선택할 수는 있다. 비판적인 목소리가 우리를 주저앉힐 때 자비의 목소리가 우리의 가치를 다시 떠올리게 해 준다. 또한 행동 지표를 사용한다면 우리는 계속해서 가치를 향해 나아갈 수 있다.

우리를 나아가게 하는 행동 지표

가치 지향적 목표를 향해 나아가고 있음을 상기시켜 주는 것이 바로 '행동 지표'다. 친구가 당신을 집으로 초대했다고 가정해 보자. 친구는 자신의 집이 당신 집에서 남동쪽에 있다고 알려 준다. 당신은 타인과의 강한 유대감을 중요하게 여기는 사람이기 때문에 친구를 만나는 것을 중요하게 생각하고, 또 직접 운전을 해야 한다는 것도 알지만 그렇다고 차에 올라서 무작정 운전을 시작하지는 않는다. 친구나 내비게이션 앱으로부터 목적지까지 자세한 안내를 받는다. 공원 지나기, 벽돌 건물에서 우회전하기, 마을 입구 찾기 등은 당신이 제대로 가고 있는지 알게 해 주는 행동 지표나 신호들이다. 올바른 방향으로 가고 있는지 모르겠거나 확신이 서지 않을 때 이 행동 지표가 우리가 목표를 향해 나아가고 있음을 확인해 준다.

- 가치: 전반적인 방향
- 목표: 가치를 향해 나아가기 위해 취하는 구체적 행동
- 행동 지표: 목표 달성을 향한 진행 상황을 측정하는 방법

행동 지표를 활용하여 목표를 향한 진행 상황을 매일 확인할 수 있다. 케이의 사례를 통해 가치와 자기자비의 맥락에서 행동 지표를 파악해 보자. 케이는 트라우마가 된 사건을 떠올리게 하는 한 장의 사진에

강한 자극을 받아서 또다시 자기혐오와 자기 비난으로 가득 차게 되었다. 끊임없는 고통 속에 있던 케이는 내적 비판자를 잠재우기 위해 내면의 코치의 존재가 절실했다. 그녀는 다음의 방법으로 자신의 가치를 인식하고, 목표를 세우고, 행동 지표를 식별하여 비판적인 내면의 목소리에 자비를 불어넣을 수 있었다.

가치 1: 나 자신에 대한 평온함과 웰빙의 마음 갖기

목표: 내 안의 최선을 볼 수 있도록 도와주는 사람들과 함께 있기

행동 지표: 사진을 태워 버린 행동을 타인에게 인정받기 위해 기도 모임에 참석하기, 기도 모임을 안전하고 사랑이 충만한 환경으로 경험하기, 다른 사람들이 고통 속에서 최선을 다하고 있는 이야기 듣기

케이의 사례는 가치를 제대로 따라가고 있는지 확인하는 방법을 보여 준다. 이렇게 방향이 제시된 상태에서는 잠시 경로에서 이탈하더라도 다시 돌아올 수 있다. 또한 자기 비난의 목소리에 휘둘려 가치와 모순되는 행동을 하더라도 이를 수정하고 제자리로 돌아올 준비를 할 수 있게 된다.

연습하기 | 행동 지표로 경로 유지하기

이전의 연습에서 작성했던 답변들을 참고하여 이 연습을 완성한다. 답변들을 모아 보면 당신의 가치 기반 행동을 위한 행동 지표를 확인하는 데 도움이 될 것이다.

당신에게 중요하면서도 삶에서 이루고 싶은 것을 반영하는 구체적인 가치를 하나 선택한다. 구현하고 싶은 가치를 적어 보자.

그 가치에 도달하게 해 줄 목표를 최소한 한 가지 적는다. 이 목표는 달성되었을 때 자신의 가치가 삶에 드러나게 되는 것을 말한다.

이제 자신의 목표와, 무엇보다 궁극적인 가치를 향해 올바른 방향으로 나아가고 있음을 알려 주는 행동을 생각한다. 최소 하나의 행동 지표를 적고, 가능하다면 더 추가한다.

_____

_____

_____

_____

최소 두 가지의 다른 가치에 관해서도 이 연습을 반복한다. 이 워크시트는 https://siwonbooks.com/adddata에서 내려받아 원하는 만큼 사용할 수 있다. 더 많은 가치를 행동으로 옮길 준비가 되었을 때, 그리고 새로운 목표와 행동 지표를 확인해야 할 때 이 워크시트를 다시 참고한다.

우리의 내적 비판자는 종종 우리가 중요하게 여기는 가치, 소중하게 여기는 것, 삶에 의미와 목적을 가져다주는 활동을 제쳐 두거나 그것에 대해 경고한다. 심장이 아닌 그 경고를 따를 때 우리는 괴로움 속에서 풍요롭고 충만한 삶을 놓치고 만다. 6장에서 우리는 자신의 가치를 인식하고, 그것에 이름을 붙였으며, 그 가치를 실현하기 위한 행동 방법을 살펴보았다. 그러나 가치를 인식하는 것만으로는 부족하다. 가치에는 행동이 필요하다. 우리가 가치를 향해 나아가도록 구체적인 행동을 규정하는 것이 바로 목표다. 앞으로 나아가는 과정에서 그 목표 달성을 방해하는 것이 무엇인지 파악하는 것이 중요하다. 자신의 내적 비판자가 의심이나 혼란을 불러올 때, 신뢰할 수 있는 행동 지표를 가지고 있으면 올바른 길을 가고 있는지 확인할 수 있다.

7장 자비의 행동에 전념을

이제 우리는 또 한 걸음을 내딛으려 한다. 당신은 자신의 가치에 따라 행동하면서 동시에 내적 비판자와의 지속적인 평화를 이루고 있다. 그 목소리가 무엇보다 요란한 순간에도. 자신에게 중요한 가치를 향해 나아가는 과정에는 고통이 따르기도 한다. 삶을 다른 방식으로 항해하는 일이 두려울 수도 있다. 내적 비판자 대신 내면의 코치가 안내하는 삶을 찾아가는 동안, 비판적인 내면의 목소리가 우리에게 어떤 대가를 치르게 했는지 돌아볼 필요가 있다. 삶이 가져오는 상황에 다르게 응답하기 시작하면 가혹한 자기비판과 자기 처벌, 수치심 등으로 되돌아가는 악순환을 능숙하게 멈출 수 있다. 고통에 자비를 더하려는 의지는 우리의 삶을 풍요롭고 충만하게 바꾸는 기회일 수 있다.

고통에 반드시 괴로움이 따를 필요는 없다. 고통은 실수, 스트레스, 실패, 후회, 상실의 경험이다. 이 땅에 존재하고, 자신을 돌보고, 타인을 돌보며, 사랑하고, 꿈꾸고, 의미 있는 삶을 살기 위해 우리가 지불해야 하는 입장료의 일부이다. 또한 고통은 우리의 삶이 얼마나 중요한지, 우리가 진정으로 소중하게 여기는 것을 얼마나 깊이 포용해야 하는지 일깨워 준다.

반면에 괴로움은 고통에 매달리고, 스트레스나 실수 혹은 실패를 곱씹으며, 고통을 모두 피하려고 할 때 얹어지는 것이다. 고통에 대한 이런 반응은 고통을 더 두드러지게 만들 뿐만 아니라 우리의 삶도 제한한다. 이는 우리가 지불한 입장료에 포함된 것이 아니다. 결국 우리를 주저앉히는 것은 고통이 아닌 괴로움인 것이다.

고통과의 관계에서 가장 중요한 것은 그 모든 과정에서 지속적으로 자기 친절을 실천하는 것이다. 자신에게 자비롭게 대하기 위한 기술을 연마하고, 도전과 불편함의 순간에도 소중한 가치를 위해 멈추지 않고 행동하기로 선택할 때 자기자비적 삶의 방식에 더욱 전념하게 된다는 사실을 기억하자. 약속은 실천으로 완성된다.

7장에서는 일상의 실천이라는 예술을 통해 자기자비에 전념하는 법을 다루게 될 것이다. 지금까지 익혀 온 모든 기술들을 스스로 적용해 보는 시간이다. 이 과정은 암기해서 바로 써먹는 단계의 연속이 아니다. 풍부한 자원에 기대고, 시행착오를 거듭하며, 그 효과를 배우고 살피려는 의지가 요구되는 일종의 예술적 행위에 가깝다. '다음에 해야 하는 정답' 같은 것은 존재하지 않는다. 어쩌면 지금도 우리는 삶의 다른 영역에서 이미 이런 시행착오의 '예술적' 접근을 하고 있을지 모른다. 예를 들어 파스타 소스를 만들 때 일반적인 레시피를 따를 수도 있지만 매번 달라지는 기호에 따라 바질과 오레가노의 양을 조절하기도 하고, 다른 상표의 토마토 캔을 써 보기도 하며, 초대한 인원수에 맞춰 양을 조정하기도 하는 것처럼 말이다.

자비를 행동으로 실천하는 방법으로는 행동에 전념하기, 선택지가 있음을 인식하기, 의도적으로 가치에 기반한 행동을 선택하기, 위태로운 순간이 아닐 때도 꾸준히 실천하기, 그리고 자신과 타인에게 자비의 마음 유지하기 등이 있다. 이제 자비로운 행동의 각 측면들을 차례로 살펴보자.

행동 촉구

어떤 일에 전념한다는 것은 무엇일까? 참고하는 출처마다 다르겠지만 '서약하기' 혹은 '약속하기' 등의 정의를 찾게 된다. 그러나 어떤 일을 하겠다고 약속하는 것과 실제로 그 일을 하는 것은 같지 않다. 이 책에서 다루는 내용에 맞는, 보다 정확한 전념의 정의는 '완수하다' 혹은 '수행하다'이다. 우리가 함께 살펴볼 전념은 바로 이 의미의 전념이다.

숀은 스쿠버 다이빙을 배울 때의 일을 기억한다. 교재를 읽고, 강사의 지도를 듣고, 기술 퀴즈를 풀고, 파트너와 함께 허공에 대고 구조 호흡을 흉내 내고, 수면 아래 30피트까지 하강하는 모습을 상상하고. 머릿속으로는 전부 그려 볼 수 있었고, 생각할 수 있었고, 약속할 수도 있었다. 하지만 그 행동을 하는 경험, 그러니까 실제로 물속에 들어가고, 끝없이 아래로 내려가고, 게이지 확인을 잊지 않고, 지형지물을 살피고, 물속에서 마스크를 벗는 일은 완전히 차원이 다른 경험이었다. 모든 순서와 안전 수칙을 암기하고 있었음에도 더 이상 머뭇거리며 멈췄다가 다시 시작하는 일 없이 잠수하기까지, 모든 동작이 물 흐르듯 유연하고 자연스러워질 때까지 잠수 동작을 반복해야 했다.

이제 당신이 잠수할 차례다. 실행에 옮길 시간이다. 온갖 이유와 의도, 감정과 감각에서 벗어나 자신이 원하는 일을 실제로 해 보는 것이다. 다이빙대 끝에서 이제 더 이상 뛰어내릴지 말지 고민하지 않고, 발끝으로 도약하는 바로 그 순간이 온 것이다!

| 연습하기 | 생각에서 행동으로 |

'다이빙대 끝'에 서서 행동으로 옮기기 직전이었던 순간을 떠올린다. 생각의 상태에 머물던 행위를 실제 행동으로 옮기는 것은 어떤 느낌이었는가? 무엇이 그 실행을 실현되게 했는지 적어 본다.

_____
_____
_____
_____

그 행동을 실행에 옮긴 직후 어떤 기분이었는가?

_____
_____
_____

당신이 취했던 행동의 결과는 무엇이었는가?

_____
_____
_____
_____

행동 선택

　이 워크북 전반에 걸쳐서 내적 비판자가 얼마나 자동으로 등장해서 우리를 위축시키고 작아지게 만들며, 심지어 무력하고 절망스럽게도 하는지 확인했다. 행동을 선택해야 하는 순간은 곧 우리에게 선택권

이 주어지는 시간이다. 바로 이 지점에서 자기자비를 실천하기 시작하면 된다. 자기비판을 활성화하는 상황과 우리의 반응 사이에는 틈이 있다. 선택이 종종 어렵게 느껴질 수 있지만, 실제로 우리에게는 항상 선택의 여지가 있다. 초기 감정이 일어난 뒤 지금까지 연습해 온 기술들을 활용하여 자신이 원하는 삶을 향해 나아가는 선택을 할 수 있을 것이다.

다음의 예시로 전념이 작동하는 방식을 확인해 보자. 몇 해 전, 우리는 이 책의 주제를 가지고 워크숍을 진행하려는 생각을 갖고 있었다. 오랫동안 생각만 했을 뿐 실천으로 이어지지는 않았다. 그리고 결과적으로 워크숍도 없었다. 그러던 중 학회에 제안서를 제출했고, 워크숍을 승인받았다. 날짜가 확정된 것이다. 그 순간 우리는 전념했다. 워크숍을 열지 않으면 사람들을 실망시키고, 전문가로서의 평판도 망칠 수 있었으니까. 달력에 날짜를 표시해 두고 우리는 워크숍 준비에 전념했다. 우리의 내적 비판자는 여전히 워크숍이 실패할 것이라고 말했지만, 두려움 가득한 회피 대신 다음 단계를 계획하기 시작했다. 내면의 코치의 협조와 함께 우리는 목표를 향해 나아가는 작은 행동들을 끊임없이 이어 갔다. 달력에 날짜가 정해진 순간에 관점을 바꿈으로써 우리는 더 이상 생각에 머무르지 않았다. 우리는 행동하고 있었다.

연습하기 | 선택은 당신의 몫

이전에 했던 연습을 참고하여 실제 행동으로 옮길 수 있었던 상황을 떠올려 본다.

그 순간에 행동을 고민하는 것과 실제로 그 행동을 실행하는 것 사이에 어떤 전환이 일어났던 것일까? 다시 말해서, 내면에서 일어나고 있던 모든 일들 중에서 마음이 근육을 움직이게 하고, 몰아붙이고, 실행하게 한 찰나의 순간이 있었는가? 그 전환의 순간을 자세히 적어 본다.

_____
_____
_____
_____
_____

손자에게 지혜를 나눠 주는 미국 원주민 추장의 이야기가 있다. 그는 모든 인간의 마음에는 마치 서로 으르렁대는 두 마리의 늑대 같은 거대한 불안이 있다고 말한다. 한 마리는 슬픔, 분노, 후회, 자기 연민 등의 고통스러운 감정을 품고 있고, 다른 한 마리는 사랑, 기쁨, 믿음, 친절 등의 평화로운 감정으로 가득 차 있다. 어린 손자가 결국 어느 늑대가 싸움에서 이기는지 묻자 추장은 이렇게 답한다. "네가 먹이를 주는 녀석이 이기지."

내적 비판자가 작동하기 시작하면 우리 안에서는 비판적인 목소리와 자기자비의 목소리가 충돌하기 시작한다. 바로 이때가 관찰자, CARE, 그리고 가치 기술을 동원해서 선택해야 하는 순간이다. 먼저 무슨 일이 일어나고 있는지 관찰하고, 이어서 CARE 과정을 적용하며 자신의 가치를 되새긴다. 그러면 우리의 행동을 이끌어 가기를 바라는 목소리가 무엇인지 선택할 수 있다.

아래에 제공된 연습은 반복처럼 느껴질 수 있다. 실제로 반복이 맞다. 변화는 습관이 될 때 일어나므로 내적 비판자에게 응답하는 연습을 하면 할수록 더 능숙하게 그 목소리를 잠재울 수 있게 된다. 행동의 변화에는 연습이 필요하므로 이 워크북을 끝낸 후에도 매주 여러 번 반복해서 이 연습을 하기 바란다.

연습하기 | 자비를 선택하기

오늘, 지금 이 순간 내적 비판자가 당신에게 건네는 가혹한 말을 떠올려 본다. 그 내적 비판자를 자극한 상황을 자세히 적어 보자.

_____
_____
_____
_____

관찰 기술을 활용하여 당신의 내면에서 일어나는 갈등을 느껴 본다. 지금 일어나고 있는 일, 떠오르는 생각과 감정, 내적 비판자의 메시지로 인해 느껴지는 신체 감각을 느껴 본다.

어떤 신체적 감각을 경험하고 있는가?

_____
_____

어떤 감정을 경험하고 있는가?

_____

_____

머릿속에 어떤 생각들이 오가고 있는가?

_____

_____

필요하다면 앞 장의 내용을 참고하여 당신의 가치를 떠올린다. 이 상황에서 당신에게 중요한 존재 방식, 혹은 가치는 무엇인가?

_____

_____

당신이 중요하게 여기는 가치의 방향으로 나아가지 못하게 막는 것은 무엇인가?

_____

_____

_____

내적 비판자는 무슨 말을 하고 있는가? 듣고 있는 내용을 그대로 적어 본다.

_____

_____

_____

그 비판적인 목소리가 당신에게 무엇을 약속하며 돕겠다고 하는가? 아마 가혹한 방식으로 동기를 부여하거나 타인과 비교하게 만들고 있을지 모른다. 어쩌면 불편함을 피하도록 도와주려는 것일 수도 있다. 내적 비판자가 약속한 결과를 자세히 적어 본다.

_____

_____

그 결과는 당신이 중요하게 여기는 것, 의미 있다고 생각하는 것에 다가가는 데에 도움이 되는가 아니면 오히려 방해가 되고 있는가? 이 질문을 글로 성찰해 보자.

_____

_____

_____

_____

이제 당신의 비판적인 목소리와 자기자비의 목소리 사이에서 일어난 갈등을 인식했으니 CARE를 실천할 차례다. CARE 기술을 적용하여 앞으로 나아갈 길을 선택해 보자.

Connect(마주하기): 자기 자신과 마주한다. 호흡을 통해 몸에서 일어나고 있는 일에 대한 인식을 유지한다. 주의가 다른 곳으로 흐트러지려 할 때마다 지금 이 순간으로 집중을 유지한다.

Allow(허용하기): 지금 경험하고 있는 모든 생각, 감정, 신체 감각을 있는 그대로 허용한다. 자신의 경험을 없애거나 피하려고 몸부림치고 있는지 확인한다. 내적 비판자의 목소리가 요란하게 들리는가? 이 경험에서 벗어나려고 애쓰고 있다면 마주하기와 허용하기를 계속 실천한다. 자신의 판단이나 평가를 인식하고 이름을 붙인 다음, 있는 그대로 허용함으로써 지금 경험하고 있는 모든 것에 조금 더 공간을 내어 준다.

Respond(응답하기): 자신에게 친절하게 응답한다. 지금 이 순간에, 그리고 자신의 내적 경험에 연결된 상태로 떠오르는 모든 것에 공간을 내어 주면서 지금 경험하는 모든 생각과 감정, 신체 감각에 자기자비로 응답할 수 있는지 확인한다. 불편함을 느끼는 감정에 부드럽고 온화한 친절함으로 다가갈 수 있는가? 의도적으로 자비를 선택하라.

Embrace(포용하기): 판단 없이, 지금 이 순간 일어나는 모든 것을 포용한다. 지금 일어나는 일에 자신을 연결하여 생각과 감정, 그리고 신체 감각이 모두 머물 수 있는 여백을 만들고, 내적 비판자의 판단적 목소리가 떠오르는 순간을 인식한다. 이제 자신의 가치를 소환할 여백을 만들어서 지금 이 순간에 중요하고 의미 있게 느껴지는 것을 향해 나아가게 할 행동이 무엇인지 생각한다. 무슨 일이 일어나기를 원하는가? 답이 떠오르지 않는다면 상상의 기술을 활용해 보라. 바로 지금 여기에서 당신이 가치를 두는 방향으로 나아가는 모습을 그려 본다.

CARE를 끝까지 마쳤다면, 그 과정을 실행하면서 어떤 경험을 했는지 적어 본다. 수월하게 느껴졌던 것은 무엇인가? 어려웠던 부분은 무엇인가? 다음에는 무엇을 다르게 시도하고 싶은가?

_____
_____
_____
_____

이 연습에서 수월하게 진행된 부분과 그렇지 않은 부분을 살펴보면 앞으로 이와 유사한 상황을 마주했을 때 큰 도움이 될 것이다. 그런 순간이 오면 보다 대안적이고 효과적인 행동 방식이 준비된 상태일 것이다. 이제 자비를 선택하여 행동 방침을 새롭게 바꿔 보자!

가치 기반 행동의 실천

이 책이 전하려는 핵심은 바로 '변화'다. 이 책을 통해 당신이 가혹한 내적 비판자가 강요하는 반복적 선택에서 벗어나 자신이 진정으로 원하는 가치, 고통은 덜어 내고 의미는 더해지는 삶을 향해 나아가기를 바란다.

이 책을 집어 들었을 때 당신은 늘 되풀이되는 고된 감정에 지쳐 있었을지도 모른다. 가고자 했던 방향으로 나아가지 못하고 있었을 수도 있다. 하지만 이제 원하던 삶으로 이어지는 연습을 통해 날마다 한 걸음씩, 작은 행동을 하나씩 쌓아 가며 자신이 선택한 방향으로 나아갈 수 있도록 자신에게 자기자비와 친절을 건네기로 마음먹을 수 있다.

자신의 가치를 매일 가까이 붙잡고 있으면 그 가치가 마음의 맨 앞자리를 차지하게 된다. 이렇게 하면 자신의 가치에 기반한 행동을 선택할 수 있다. 숀은 자신의 가치를 포스트잇에 적어서 거울이나 책상처럼 눈길이 자주 닿는 곳에 붙여 두었다. 기억을 일깨워 줄 수 있는 자신만의 방법을 찾아보자. 창의적으로 시도하자. 당신이 중요하게 여기는 것이야말로 진정으로 중요한 것이다.

나는 다음의 방법으로 나의 가치를 떠올리겠다: _____

_____

다음은 클레어가 자신의 가치를 되새긴 방법이다. 그녀는 자신의 가치로 친절, 비판단, 그리고 창의성 등을 꼽았다.

클레어는 타인에게 친절과 비판단의 행동을 베푸는 일이 어렵지 않았다. 이미 삶의 대부분을 주변인들의 필요에 집중하며 살아왔기에 자연스럽게 친절과 배려의 행동으로 드러났다. 하지만 정작 자신에게는 친절하게 행동하지 않았다. 내적 비판자가 끊임없이 내놓는 자기 판단을 수용하곤 했다. 이런 행동을 하는 한, 진정으로 친절과 비판단이라는 자신의 가치를 실천한다고 말할 수 없었다.

클레어는 먼저 타인에게 건네던 작은 친절과 배려를 겉으로 흉내 내듯 따라하면서 자신에게도 적용하는 데 집중했다. '매일 나에게 친절한 행동 하나 하기'라고 적은 포스트잇을 화장실 거울에 붙여 두었다. 그리고 그대로 실행했다. 고급 식당에서 호사스러운 식사를 즐겼다. 하지만 집으로 돌아와 죄책감에 사로잡힌 채로 남편에게 정성스러운 식사를 차려 주었다. 뜨거운 욕조 목욕, 보송보송한 목욕 가운, 유리그릇에 담긴 아이스크림, 침대 위에서 즐기는 영화로 한껏 채운 '하룻밤의 휴식'도 계획했다. 목욕을 하긴 했지만 멍청하고 불편한 마음에 욕조에서 금세 나와 버렸고(원래 목욕을 좋아한 적이 없음), 다이어트 계획에 맞지 않아서 기분이 나빠졌기에 아이스크림도 먹지 않았고, 영화도 그다지 재미있지 않아서 중간에 잠이 들어 버렸다.

클레어는 자신에게 근사한 일을 베풀면 기분이 좋아질 것이라고 생각했지만 그 어느 때보다 괴로웠다. 자기비판의 목소리는 그녀를 향해 경솔하고 제멋대로인 존재라고 비난했다. 그제야 클레어는 자신에게 베푼 친절한 행동들이 진정으로 중요한 것을 반영한 것이 아니라 이렇게 해야 한다고 생각했던 것에 끌려간 행동이었음을 깨달았다.

그다음 주, 클레어는 '내가 정말로 하고 싶은, 나를 위한 친절한 일 하나 하기!'라고 적은 포스트잇을 거울에 붙였다. 그리고 한 번 더 자신만을 위한 휴식의 밤을 계획했다. 이번에도 어김없이 내적 비판자가 경솔하고 제멋대로라며 그녀를 몰아세웠다. 하지만 이번에는 거울에 붙인 포스트잇을 확인한 다음, 내면의 코치에게 그 가혹한 생각들을 누그러뜨리도록 맡겼다. 내면의 코치는 "모두가 휴식 같은 밤을 누릴 자격이 있지. 클레어, 너도 마찬가지야."라고 말했다. 클레어는 그림 도구를 챙겨서 공원으로 나가 그림을 그리며 시간을 보냈다.

연습하기 | 책임감 유지하기

6장에서 다뤘던 '삶의 영역' 연습을 참고하여, 중요도는 높았으나 우선순위는 낮았던 가치와 삶의 영역을 다시 살펴본다. 당신이 삶에서 가장 중요하게 여기는 것을 더 두드러지게 만들기 위해 무엇을 할 수 있을지 생각해 본다. 아래에 제시된 손의 예시 답변을 살펴보자.

나의 삶에서 더 실천하고 싶은 가치: *친절*

이 가치를 우선순위로 만들기 위한 목표는 무엇인가?

나와 의견이 다르거나 내가 이해하지 못하는 사람들과 유대 형성하기

그 목표를 향해 시작할 수 있는 방법은? 이번 주에 할 수 있는 실천 가능한 세 가지 작은 단계는?

1. 말하기 전에 열까지 세면서 더 큰 인내심 기르기

2. 호기심이라는 나의 가치를 기억하고, 최소 세 가지 질문 던지기

3. 대화 중 최소 한 번은 친절한 의견 건네기

방해가 될 수 있는 것은? 나의 시도를 좌절시키는 생각, 감정, 감각, 심상 등을 나열해 본다.

조급함, 좌절감, 짜증, '내가 옳다'는 생각과 심상

나는 이 방해 요소에 공간을 내어 주면서도 작은 단계를 밟아 나갈 수 있는가? 그 이유는?

그렇다. 이것이 내가 원하는 일이고, 내가 되고 싶은 모습이기 때문이다.

내적 비판자가 등장했는가? 어떤 말을 하는가?

등장했다. "난 절대 못 해. 꾸준히 하거나 제대로 하는 경우가 거의 없을 거야."라고 말한다.

신뢰하는 친구들에게 나의 목표와 지표를 나눌 수 있는가? 나의 목표를 공유하여 내가 목표에 대한 책임감을 유지하도록 도와줄 수 있는 친구는 누구인가?

홀리는 내가 이 과제를 하고 있는 걸 안다. 그녀는 언제나 판단하지 않고 내가 이 단계를 걸어가도록 도와줄 사람이다.

나의 비판자에게 자비를 보여 주고, 비판자를 진정하기 위해 어떤 말을 할 수 있을까?

시도한다고 항상 성공하는 것은 아니라는 사실이 불편할 수 있다는 걸 이해하지만, 그래도 시도하는 것이 중요하다.

이제 당신의 차례다.

나의 삶에서 더 실천하고 싶은 가치: _____

이 가치를 우선순위로 만들기 위한 목표는 무엇인가? _____
_____

그 목표를 향해 시작할 수 있는 방법은? 이번 주에 할 수 있는 실천 가능한 세 가지 작은 단계는?

    1. _____
    2. _____
    3. _____

방해가 될 수 있는 것은? 나의 시도를 좌절시키는 생각, 감정, 감각, 심상 등을 나열해 본다.
_____
_____

나는 이 방해 요소에 공간을 내어 주면서도 작은 단계를 밟아 나갈 수 있는가? 그 이유는?
_____
_____

내적 비판자가 등장했는가? 어떤 말을 하는가?

_____
_____

신뢰하는 친구들에게 나의 목표와 지표를 나눌 수 있는가? 나의 목표를 공유하여 내가 목표에 대한 책임감을 유지하도록 도와줄 수 있는 친구는 누구인가?

_____
_____
_____

나의 비판자에게 자비를 보여 주고, 비판자를 진정하기 위해 어떤 말을 할 수 있을까?

_____
_____
_____
_____

실천에 전념하기

　변화에 대해 이야기할 때 우리는 단순히 새로움을 위한 변화를 말하는 것이 아니다. 목적을 전제로, 의도를 가지고 이루어 가는 변화를 뜻하는 것이다. 변화에 전념한다는 것은 처음 변화를 결심했던 이유를 거듭해서 떠올리는 것이기도 하다. 그리고 변화가 중요하고 절대적으로 필요한 것이기 때문에 따르기로 약속하는 것이다. 변화에 전념한다는 것은 위험을 감수하지 말라고 설득하거나, 취약함을 책망하거나, 완벽하지 않다고 조롱하는 내적 비판자의 영향을 받지 않고 자신이 선택한 행동을 실행하는 것이다. 변화에 전념한다는 것은 고통을 줄이고 성취감을 더하는 삶을 살아가려는 우리의 바람을 이해하는 내면의 코치의 그 조용하고 자기자비적인 목소리에 귀를 기울이는 것이다.

전념의 또 다른 의미는 지속적이고 반복적인 연습을 발전시키는 항상성이다. 이렇게 해야만 행동에 대한 다짐의 말을 실행할 수 있다. 자기자비적 행동에 능숙해지려면 비판적인 목소리가 치명적인 혹은 고통스러운 방식으로 끼어드는 순간에 자신에게 친절을 건네는 것만으로는 부족하다. 언제나, 일상이 순조로울 때도 이 기술을 사용하여 제2의 천성, 즉 습관이 되도록 연습하자.

상황이 순조로울 때일수록 특히 연습이 중요하다. 생각에 필요한 정서적 자원이 훨씬 더 많고 내적 비판자의 방해는 더 적은 상황이기 때문이다. 정서적으로 고통스러운 시기, 비판적 목소리가 소리치는 시기에는 그 순간에 필요한 단계나 기술을 떠올리기 어려울 수 있다. 하지만 그 과정이 충분히 연습된 상태에서는 필요한 기술을 자동으로 선택할 수 있게 된다. 기술을 녹슬지 않게 유지하고 싶다면 꾸준한 연습을 해야 한다. 자기자비는 배우고 몇 번 써 본 후 '됐어, 준비 끝'이라고 생각할 수 있는 기술이 절대 아니다. 이 기술을 유지하려면 계속, 끊임없이 연습해야 한다.

악기 연주처럼 어린 시절에 배웠다가 성인이 된 후 그만둔 기술이 있는가? 한때는 그 기술을 꽤 멋지게 수행할 수 있었을 것이다. 어느 시점부터 연습을 멈췄다면 지금은 어떻게 할 수 있을까? 예전 같지 않을까? 제대로 해 보려고 더듬거릴까? 반대로 어린 시절에 익혔던 기술을 지금도 계속 사용하는 것이 있는가? 지금도 그 시절만큼의 실력인가 아니면 더 나아졌는가? "안 쓰면 잃는다"라는 말을 들어 본 적이 있을 것이다. 앞에서 언급했듯이 약속은 실천으로 완성되는 것이다.

연습하기 　 연습, 연습, 또 연습

이번 주에 요일마다 한 개씩 실천할 수 있는 7개의 자기자비 행동을 적어 본다. 그리고 하루에 최소 두 번씩 실천하기로 약속한다.

월요일: _____

화요일: _____

수요일: _____

목요일: _____

금요일: _____

토요일: _____

일요일: _____

일주일 동안 날마다 자기자비를 실천해 본 경험은 어땠는가? 더 수월했던 기술이나 행동이 있었는가?

_____
_____
_____
_____
_____

행동을 기록하는 것이 꾸준한 연습에 도움이 되는가? 자신만의 알림 설정은 어떤가? 지속적이고 꾸준한 연습에 도움이 되는 방법들을 생각해 본다.

_____
_____
_____
_____
_____

연습에 전념하는 동안 '내가 전념하지 않으면 어떤 일이 생길까? 어떤 기분이 들까? 나 자신을 어떻게 생각하게 될까?'의 질문을 스스로에게 던져 본다. 이 질문의 답이 곧 '결과'이다. 이 결과가 행동을 작동한다.

이 질문에 '이 시험을 보지 않으면 나 자신을 부끄럽게 여길 것이다.' 혹은 '이 초대에 응하지 않으면 외로움을 느끼게 될 것이다.' 등의 답을 했다고 생각해 보자. 수치심과 외로움이라는 결과는 앞으로 더 효과적인 행동을 선택할 때 큰 영향을 미친다.

분명하게 짚고 넘어가야 할 것은 결과를 살펴보는 것이 처벌의 행위가 아니라는 점이다. 오히려 그 반대다. 우리의 경우를 보면, 이 주제의 워크숍에 대해 그저 이야기하고 생각만 하고 있을 때는 그 모든 생각과 대화가 어떠한 행동으로도 이어지지 않았다. 그런데 제안이 승인된 뒤, 워크숍을 진행하지 않을 때의 잠재적 결과와 마주하고 나서야 무엇이 중요한지 다시 인식하고 그에 필요한 행동들을 할 수 있었다. 그때를 떠올려 보면 '우리가 도울 수 있다고 생각하는 사람들에게 다가가지 못할 거야.', '거절의 두려움에 굴복한 우리 자신에게 너무나도 실망하게 될 거야.' 등의 생각과 감정을 경험했다. 행동하지 않았을 때의 결과가 결국 우리를 행동으로 이끈 동력이었다.

결과에 집중할 때는 처벌이나 자기비판이 아닌, 가치에 기반해야 한다. 다시 말해서 내적 비판자의 가혹한 기대나 비현실적인 자기 개념을 반영하기 때문이 아니라, 자신에게 중요한 가치를 추구하거나 외면했음을 반영하기 때문에 결과를 인식하는 것임을 잊어서는 안 된다.

가치 기반 행동을 향해 나아가기 위해 지금 애쓰고 있는 목표를 떠올려 보자. 그 목표에 필요한 단계들을 검토하면서 어떤 단계에서 회피하고 싶은 마음이 드는지 살펴보자. 비판적인 목소리가 '아니, 그건 지금 당장 할 필요 없어.'라고 속삭이게 만드는 행동은 무엇인지 적어 보자. 그리고 잠시 멈춰서 그 단계를 밟지 않았을 때 어떤 결과가 생길지 자신의 가치에 비춰서 적어 본다.

보편적 인간성과 모두를 향한 자비

인간은 여러 가지 공통점을 가지고 있다. 누구나 완벽하지 않고, 누구나 유대를 필요로 하며, 누구나 한 번쯤 고통을 겪는다. 자신의 고통을 타인의 것보다 더 낫거나 더 심하다는 비교 없이, 우리의 보편적 경험을 있는 그대로 인식할 수 있을 때 서로와 그리고 자기 자신과 진정으로 유대하는 기회를 얻게 된다. 4장에서 우리는 자비의 세 가지 핵심 요소 중 하나로 '보편적 인간성'을 살펴보았다(Germer & Neff, 2013). 이번에는 목표를 향한 실행의 선택 방법으로서의 보편적 인간성을 알아보려 한다.

당신은 타인에게 자비를 베푸는 데 매우 능숙할지도 모른다. 그러나 타인에게 베푸는 그 자비를 당신도 받을 자격이 있음을 인식할 수 있게 되면 자신에게도 동일한 태도를 전할 수 있다. 다음의 연습을 통해 행동으로 이어지는 자기자비를 실천하는 여정을 시작해 보자.

연습하기 | 자비의 마음으로 자신을 대하기

행동으로 옮기고 싶은 중요한 일을 떠올려 본다. 고통스럽거나 도전적인 상황, 생각, 혹은 감정을 생각하여 적어 본다. 이전 연습에서 확인했던 바로 그 목표일 수도 있고, 새로운 목표일 수도 있으며, 가치를 실현하는 삶을 향한 작은 걸음일 수도 있다.

_____
_____
_____

이전 연습에서 했던 것처럼 중요한 일을 방해하는 장애물을 파악한다.

_____
_____
_____
_____

당신이 아끼는 누군가가 고통스러운 상황에 놓여 있고, 하고 싶은 일이 있지만 그 일을 가로막는 장애물이 있다고 당신에게 털어 놓는 장면을 상상해 보자. 그 사람에게 어떤 자비를 건넬 것인지 적어 본다. 그 사람에게 어떤 말을 하고 어떤 행동을 해 줄 수 있을까?

_____
_____
_____
_____
_____

이제 그 사람이 당신이 지금 겪고 있는 것과 동일한 고통, 동일한 분투, 동일한 괴로움을 경험하고 있다고 상상해 본다. 그 사람에게 건네려 했던 자비의 목소리가 바로 당신에게도 필요한 목소리임을 기억한다. 이제 자신에게 그 목소리를 들려준다면 어떤 말을 할 수 있을지 적어 본다.

_____

_____

_____

_____

_____

보편적 인간성은 이 여정에 당신이 결코 홀로 있는 것이 아님을 알려 준다. 또한 인간으로서 친절과 품위를 가질 권리가 있음을 일깨워 준다. 우리는 타인의 자비로운 존재감 속에서 치유를 경험한다. 그 자비로운 존재감을 자기 자신에게로 확장할 때 동일한 치유를 얻을 수 있다.

하지만 이것은 한 번으로 끝나는 일이 아니다. 연습하고 또 연습해야 한다. 삶의 모든 영역에 이 보편적 인간성을 적용해 보자. 수월하게 진행되는 영역에도, 그렇지 못한 영역에도 말이다. 이 연습을 꾸준히 이어 가기 위해 일기장을 가까이 두고, 자신에게 자비를 건넬 기회가 생길 때마다 적어 두자. 그것이 바로 일관성이며 연습이다. 당신이 고군분투하는 유일한 사람이라고 느껴질 때면 절대 혼자가 아님을 기억하자.

자비로운 행동에 전념한다는 것은 단순한 다짐에 머무르지 않고 의도적인 행동의 삶으로 전환하는 일이다. 매 순간 의도적인 선택을 하겠다고 선언하면 중요한 것을 향한 행동을 선택하는 자유가 주어진다. 의도적인 행동에 전념하려면 감정이 요동치는 상황에서도 준비된 상태로 흔들리지 않도록 끊임없는 연습과 준비가 필요하다. 보편적 인간성을 열린 마음으로 받아들이면 타인에게 건네던 것과 동일한 자비와 다정한 친절을 자신에게도 베풀 수 있다. 그렇게 보편적 인간성을 통해 유대감을 느끼고, 소속감을 회복하며, 스스로의 가치를 더 깊이 체험하게 된다. 지금 가진 모든 기술을 사용하여 삶에 의미를 더하는 가치를 향한 행동을 선택하자.

 # 8장 자비가 쉽지 않을 때의 대처법

 이제 내적 비판자를 잠재울 수 있는 방법에 대해 어느 정도 감이 잡혔을 것이다. 각 장에서 소개된 기술들을 차근차근 익히고 페이지를 넘길 때마다 연습을 거듭했으니 이제 기초는 단단히 쌓인 상태다. 자신의 경험을 관찰하고, 비판자의 목소리를 식별하며, 그 목소리가 생겨난 맥락을 인정하고, CARE로 대응하고, 가치와 연결하며, 행동을 선택하고, 일관성 있는 실천에 전념하는 법을 알고 있으니 말이다. 또한 이 모든 단계마다 부드러운 친절함과 자기자비의 마음을 베풀 준비도 되어 있다.

 이 워크북의 내용을 여기까지 연습한 당신에게 '이제 충분하니 그만 하산하시오.'라고 말해 주고 싶지만 아쉽게도 현실은 그리 간단하지 않다. 인간이라는 존재에게는, 당신도 이미 알다시피, 새로운 행동을 더하고 그것을 습관으로 만드는 일이 쉽지 않다. 우리는 익숙한 방식에 안주하며, 오래된 습관의 틀을 벗어나 확장하기를 어려워한다. 그래서 가혹한 내면의 목소리를 잠재우기 위해 자신에게 자비를 건네는 일은 도전의 영역이다. 분명 어느 시점이 되면 지금까지 연습했던 기술들을 활용하는 것도 굉장히 버겁게 느껴질 것이다. 8장에서는 바로 그 지점에서 마주하게 되는 장애물을 다루는 방법을 살펴보려 한다. 수많은 내담자들과의 상담 경험은 물론, 저자인 우리가 내적 비판자를 다룬 개인적인 과정을 통해 우리는 다음의 특정 장애물에 부딪힐 때 자기자비의 여정이 가장 힘들어진다는 것을 알게 되었다.

- 회피
- 그럴듯한 이야기와 고정불변의 규칙
- 서로 상충하는 가치 기반 행동
- 인생의 중대 사건과 강한 감정
- 타인의 지지 부족
- 무엇을 해야 할지 기억하기 어려움

회피

회피는 내적 비판자가 어떤 대가를 치르더라도 불편함에서 벗어나도록 몰아갈 때 발생한다. 그러나 불쾌한 감정으로부터 도망치는 일이 때때로 정말 중요한 것들로부터 멀어지게 하며, 그 대가로 의미와 목적, 활력을 잃게 되기도 한다. 이 점은 아무리 강조해도 지나치지 않다.

회피를 다루기 위해서는 그 감정을 세심히 살피며 경계해야 한다. CARE 관찰 기술을 꾸준히 연습하면 자신의 회피가 어떤 모습으로 나타나는지에 익숙해질 것이다. 자기 관찰의 습관을 기르면 회피의 패턴을 알아차리게 될 수도 있다. 내적 비판자가 회피를 부추길 때 반복하는 특정 표현, 회피의 순간에 느껴지는 신체 감각, 내적 비판자가 자주 회피하도록 부추기는 도전이나 상황 유형 등이 우리가 알아차릴 수 있는 회피의 패턴이다. 회피가 나타날 때 CARE와 함께 다음의 방법들을 실천해 보자.

- 자신의 경험을 글로 기록하여 관점을 넓히기
- '이 회피로 치르게 될 대가는 무엇일까?'를 질문하며 회피 행동의 결과 살피기
- 중요한 일을 하고 있는 자신의 모습을 마음속에 그리기
- 회피에서 행동으로 이끌어 줄 내면의 코치의 목소리에 귀 기울이기
- 이 워크북을 실천하며 가장 도움이 되었던 연습들을 반복해서 실천하기

그럴듯한 이야기

어떤 이야기들은 너무나 설득력 있어서 사실일 수밖에 없다고 느껴진다. 그러나 이런 서사에는 교묘한 함정이 있다. 스스로에게 물어보자. "지금 내가 나 자신에게 들려주는 이야기가 나를 주저앉히는가, 아니면 중요한 가치를 향해 나아가게 하는가?" 자비의 마음으로 자신을 대할 때, 과거를 앞으로 나아가게 하는 원동력으로 바꿀 수 있음을 기억하자. 인생에서 진정으로 이루고 싶은 자신의 가치를 발견하는 순간, 새로운 이야기가 시작될 수 있다. 지난 과거를 경험의 중요한 일부로 존중할 필요도 있다. 그러나 그 이야기들이 더 이상 도움이 되지 않음을 깨닫는 순간, 지금부터의 이야기를 써 내려갈 기회가 열린다.

연습하기 │ 나의 이야기 2.0

더 이상 당신에게 맞지 않는 과거의 이야기를 적어 보자.

이제 현재의 이야기, 또는 앞으로 살고 싶은 이야기를 적어 본다. 크게 생각하라. 이것은 바로 당신의 이야기다!

___

서로 상충하는 가치

　자신의 가치가 이끄는 방향이 서로 달라서 상충하는 요구를 만들어 내는 곤란한 상황에 놓일 때가 있다. 당장 해결해야 하는 급한 업무와 자녀의 결승 경기 관람을 두고 선택해야 하는 순간이 생기기도 하고, 만족스럽지 못한 결혼 생활을 끝낼 것인가 가족의 온전함을 지킬 것인가의 선택처럼 더 많은 고통을 유발하는 가치 충돌의 경우도 있다. 때로는 나라는 존재를 촘촘히 이루는 씨실과 날실처럼 너무나도 중요한 것들 가운데서 선택해야 하는 순간도 있다.

　결론을 정리하자면, 선택의 결정이 어려울 수 있지만 두 선택 모두 중요한 가치를 반영한다면 틀린 선택은 없다는 것이다. 바로 이 상황에서 자기자비가 그 역할을 발휘한다. 자기자비는 복잡하고 고통스러운 결정을 훨씬 덜 힘들게 다룰 수 있도록 도와준다.

연습하기 | 갈등에 자비 베풀기

당신에게 중요했던 두 가지 중에서 하나를 선택해야 했던 순간에 대해 적어 본다.

_____
_____
_____

그때 자신에게 어떤 말을 했는가?

_____
_____
_____

그 순간에 자비의 마음으로 자신을 대했다면, 훌륭하다! 그렇지 못했다면 지금이라도 자신에게 친절하게 건넬 수 있는 말은 무엇일까?

_____
_____
_____
_____
_____

인생의 중대 사건과 강한 감정

큰일이 생기면 큰 감정이 생긴다. 그러면 자동으로 내적 비판자가 개입한다. 이때 우리가 할 일은 보편적 인간성을 기억하면서 자비의 마음으로 자신을 대하는 것이다. 인생의 중대 사건이 강한 감정을 동반하는 까닭은 그 감정을 불러일으킨 것이 애초에 우리가 소중히 여기는 것이기 때문이다. 그것이 상실이든, 놓친 기회든, 가슴앓이든, 어떤 상황이든지 그 안에는 우리의 가치가 깃들어 있다.

비판적 목소리가 바로 여기서 끼어들어서 "너는 충분히 하지 않았어. 너는 잘못했어. 너는 이렇게 했어야 했고, 할 수 있었고, 그랬을 것이고……."와 같은 말을 퍼부을 것이다. 그러나 이제 우리는 이렇게 강한 감정과 중대한 사건에 자비를 베푸는 것이 그 비판적 목소리를 지우고 충격을 완화한다는 것을 알고 있다. 자기자비는 우리가 지금 중요하게 여기는 것을 두고 고군분투하고 있음을, 그리고 그 가치들이 있기에 그렇게 강한 감정이 동반되는 것임을 상기시켜 줄 것이다.

연습하기 | 중대한 사건

강한 감정을 동반한 인생의 중대 사건을 떠올려 본다. 그 사건을 어떻게 경험했는지 적어 보자.

그 인생의 중대 사건은 무엇이었으며, 그 사건에 동반된 강한 감정은 무엇이었는가?

___

그 사건을 어떻게 경험했는가?

___

어떤 감정을 느꼈는가?

___

어떻게 행동했는가?

___

당신이 어떤 모습을 보였고, 어떻게 행동했다고 생각하는가?

_____
_____
_____
_____

자비의 마음으로 자신을 대했다면, 훌륭하다! 그렇지 않았다면 지금 이 순간 자신에게 어떻게 자비를 베풀 수 있을까?

_____
_____
_____
_____
_____
_____

우리가 살아있는 한, 강한 감정과 인생의 중대 사건은 찾아오게 마련이다. 그런 순간을 대비해 자신에게 자비를 베푸는 방법을 정리해 두면 다음에 그런 일이 닥쳤을 때 이전과는 다른 행동을 선택할 기회를 얻게 된다.

지지 부족

이 작업만으로도 벅찬데, 만약 의지할 수 있는 안전한 사람이 없다면 어떻게 될까? 5장에서 우리는 타인과의 유대에 관해 이야기했다. 우리가 고군분투할 때 사랑하는 이들의 지지는 없어서는 안 될 필수 요소다. 그러나 우리 사회, 특히 대중 매체는 내적 비판자의 목소리를 강화하고 자신의 진정한 가치로부터 멀어지게 만드는 각본을 택하도록 압박한다. 바로 이럴 때일수록 우리에게는 손을 내밀 수 있는 친구, 신뢰하는 집단이나 단체, 공동체 자원, 혹은 멘토가 필요하다. 내면의 코치가 비판자에게 괴롭힘을 당하고 있을 때는 그를 대신할 훌륭한 외부 코치가 필요하기 때문이다.

집중력 저하

초등학교에서는 정기적으로 화재 대피 훈련을 한다. 우리는 이런 응급 상황에 대처하는 법을 배우면서 자란다. 머리로만 배우는 것이 아니라 사이렌이 울리면 침착하게 건물 밖으로 이동하고, 담당자가 모두의 소재를 확인하기 위해 이름을 부르는 동안 조용히 서서 기다리도록 행동으로 배운다. 몸으로 연습하면서 화재가 급속도로 번지는 실제 상황이 발생하면 근육 기억이 작동하기를 기대하는 것이다. 자기자비도 이와 같다. 규칙적으로 연습하다 보면 자기자비가 쉽게 일어난다. 상황이 정말 위험해 보이거나, 압도감과 감정 조절의 실패를 경험할 때 우리에게 이 자기자비가 필요하다. 그러나 연습을 멈추는 순간, 예전의 익숙하고 비효율적인 대처 전략으로 되돌아갈 가능성이 크다.

어려운 순간이 전면으로 등장해서 자리를 잡는 순간에 자기자비의 기술을 불러올 수 있으려면 감정이 격해지지 않은 상태에서 미리 연습하는 것이 좋다. 화재 대피 훈련과 같은 원리다. 비교적 평온할 때 자신에게 자비를 베푸는 연습을 해 두면, 갈등의 순간에도 고통스러운 경험을 준비된 상태에서 기술적으로 통과할 수 있게 된다. 눈물이 흘러내리는 순간도 있을 것이다. 하지만 사랑과 친절의 마음이 자연스럽게 드러나 그 눈물을 맞이할 수 있을 것이다.

여기에서 제시한 해결 목록이 전부는 아니다. 사실 가장 중요한 자원은 바로 우리 자신일 것이다. 자신에게 친절과 자비를 베푸는 연습을 시작했다면 자신이 스스로에게 줄 수 있는 것이 얼마나 많은지 알아 가고 있을 것이다.

자신에게 줄 수 있는 선물

자신에게 자비를 베푸는 자신만의 창의적 방법을 생각해 보자. 예를 들어 영적이거나 종교적인 사람이라면 자기자비를 찾고 받아들이도록 돕는 그 분야의 실천 방법을 시도할 수 있다. 예술을 통한 자기자비의 방법도 있고, 자연 속에서 만나는 방법도 있다. 많은 사람들이 저마다 독특한 자기자비의 통로를 찾아낸다. 가치를 두는 것에 숙련감과 능숙함, 그리고 빛을 더해 주는 재능이 있다면 이들을 존재 가치와 소속감을 형성하는 방식에 활용하여 부드러움과 사랑, 친절을 키워 나가자.

연습하기 | 나에게 주는 선물

명상이나 기도, 의식 등 실천하고 있는 영적 수행이 있는가?

___

그러한 수행은 어떤 방식으로 자기자비를 일으키는가?

___

타인에게 자비를 베푸는 과정에서 자기자비를 발견했다면 그 방식을 수용한다. 공동체 활동이나 어떤 형태의 자원봉사를 통한 것일 수도 있다. 타인에게 베푸는 자비를 통해 자기자비를 발견한 경험이 있다면 그 경우에 대해 적어본다. 어떤 방식으로 타인에게 자비를 베풀었는가?

___

그 경험이 자신에게 자비를 베푸는 데 어떤 도움이 되었는가?

___

내적 비판자가 주도권을 장악하게 되면 삶에서 잘 작동하는 것, 혹은 효과가 있었던 것을 종종 잊게 된다. 그래서 숙련감과 능숙함을 느끼는 상황을 떠올려 보는 것이 중요하다. 취미 활동을 하는 상황일 수도 있고, 사랑하는 사람을 대하고 돌보는 방식일 수도 있다.

상황: 숙련감과 능숙함을 느끼는 상황을 적어 보자. (예: 나는 직장에서 숙련감과 능숙함을 느낀다.)

_____
_____
_____
_____

방법: 이 숙련감이 어떻게 드러나는지 확인한다. (예: 나는 회의에서 자신 있게 말하고, 발표하는 중에 사람들의 눈을 바라보며, 자리에서 일어서서 사람들과 소통할 때 능숙함을 느낀다.)

_____
_____
_____
_____

자신에게 줄 수 있는 기술과 재능을 인정하고 기억하는 것 또한 자기자비의 한 형태이다.

이 워크북을 실천하면서 우리는 비판적인 내면의 목소리가 어떻게 생겨나는지, 그리고 우리가 어떤 대가를 치르게 되는지를 알게 되었다. 속도를 늦추고, 관찰하며, CARE를 실천하는 방법도 배웠다. 무엇이 정말 중요한지, 그리고 그것을 방해하는 행동이 무엇인지도 인식할 수 있게 되었다. 자기자비의 실천에 전념하는 방법도 살펴보았다. 자신에 대해 알게 된 모든 것을 가지고 이 삶의 방식으로 스스로를 초대하기 바란다.

연습하기 | 나에게 쓰는 편지

아래의 빈칸에 자기자비의 실천으로 자신을 초대하는 편지를 써 본다. 다음의 예시를 참고하자.

> 나에게,
>
> 나는 겁이 나. 이 일이 쉽지 않다는 것도 알고 있어. 내적 비판자의 목소리 때문에 지금 내가 기꺼이 감당하려는 것보다 훨씬 큰 대가를 치렀다는 것도 알아. 하지만 이제 더 이상 두려움이 나를 멈추게 하고 싶지 않아. '나는 충분하지 않다'는 메시지가 나를 가로막지 못하게 하고 싶어. 난 너무 오랫동안 발목이 잡혀 있었어. 이제는 나를 가치 있고 충만하게 만드는 것들을 향해 앞으로 나아가는 데 전념하겠어. 나에게 깨어 있는 의도를 건네기로, 내가 원하는 삶의 모습에 마음을 열겠다고 약속해.
>
> 사랑을 담아,
> 내가

이런 식으로 자신에게 편지를 써 본다.

_____
_____
_____
_____
_____
_____
_____
_____

중요한 것으로부터 멀어지고 있다는 느낌이 들 때, 이 편지가 다시 자기자비로 돌아오고 내적 비판자를 잠재우도록 안내하는 신호가 되어 줄 것이다.

풍요롭고 충만한 삶을 사는 것은 보람찬 일인 동시에 쉽지 않은 일이다. 자기자비를 실천하고 내적 비판자를 잠재우는 노력을 방해하는 요인들이 언제든 나타날 수 있기 때문이다. 자기자비의 실천에 익숙해진 뒤에도 어떤 행동을 선택해야 할지 고민하는 순간이 찾아올 수도 있다. 그때마다 이 워크북에 제공된 방법들을 떠올리며 속도를 늦추고, 자기자비를 실천한다면 어려움 속에서도 길을 찾아갈 수 있다. 그렇게 다시 의미와 목적, 활력으로 이어지는 행동으로 되돌아올 수 있다. 자신이 가진 창의성과 자원을 선물로 삼아 자기자비로 향하는 또 하나의 수단으로 활용하기 바란다.

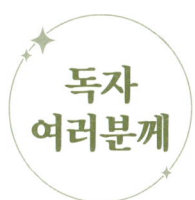

독자 여러분께

이 워크북을 어떻게 마무리하면 좋을까 생각하다가 저희의 개인적인 경험과 마음 깊은 곳의 취약함을 나눴던 시간이 어땠는지 되돌아보게 되었습니다. 서로의 연약한 부분을 나누는 경험은 오랫동안 저희에게 귀한 선물이었고, 이렇게 여러분과도 나눌 수 있었던 것 역시 또 하나의 큰 선물임을 깨닫습니다.

이 워크북을 만들어 가는 동안 저희는 가치를 행동으로 옮기는 방법도 함께 나눴습니다. 그 과정은 이전의 여러 우정과는 다른, 진정한 유대를 향한 갈망에서 싹튼 우정 속에서 시작되었죠. 함께 하면서 취약함을 드러내고, 다정한 비판단을 깨닫는 과정은 안전한 경험이었을 뿐만 아니라 서로에게 힘을 북돋아 주는 일이기도 했습니다. 저희는 각자 초라하고 충분하지도 않다고 느끼던 시기에 서로를 만났어요. 서로를 기꺼이 바라보고, 또 그대로 보여지기를 바랐습니다. 그 시간을 통해 저희는 자비로운 유대감을 발견했고, 불가능하다고 느껴지던 순간에 서로의 안전 기지가 되어 주었습니다. 그 안전함 속에서 자기자비를 실천할 수 있었죠.

늘 쉬운 건 아니었어요. 취약하고, 있는 그대로의 모습으로 서로에게 존재한다는 건 두렵고 때로는 불편한 일이니까요. 저희가 이런 이야기를 여러분과 나누는 이유는 저희도 이 길을 걸어왔고, 지금도 계속 걷고 있기 때문입니다. 이 워크북을 만드는 동안 저희는 자기자비의 모든 기술과 보편적 인간성을 빠짐없이 발휘했어요. 할 수 없다고, 혹은 하면 안 된다고 생각했던 순간이 많았지만 저희는 해냈습니다. 여러분도 중요한 가치를 향해 나아갈 수 있다는 것을 아시길 바라요. 가슴이 노래하고 영혼이 춤추게 만드는 바로 그 일을 하시기를 진심으로 응원합니다.

사랑과 자비의 마음을 담아,
홀리와 슌 드림

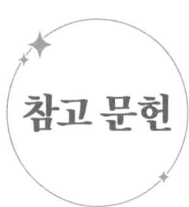

참고 문헌

Bandura, A., and R. H. Walters. 1977. Social Learning Theory. Vol. 1. Englewood Cliffs, NJ: Prentice-Hall.

Bowlby, J. 1969. Attachment. Attachment and Loss: Vol. 1. New York: Basic Books.

Brown, B. 2010. The Gifts of Imperfection: Let Go of Who You Think You're Supposed to Be and Embrace Who You Are. Center City, MN: Hazelden.

———. 2021. Atlas of the Heart: Mapping Meaningful Connection and the Language of Human Experience. New York: Random House.

Cannon, W. B. 1915. Bodily Changes in Pain, Hunger, Fear, and Rage: An Account of Recent Researches into the Function of Emotional Excitement. New York: D. Appleton & Company.

D'Argembeau, A., D. Stawarczyk, S. Majerus, F. Collette, M. Van der Linden, D. Feyers, et al. 2010. "The Neural Basis of Personal Goal Processing When Envisioning Future Events." Journal of Cognitive Neuroscience 22: 1701-1713.

Deutsch, M., and H. B. Gerard. 1955. "A Study of Normative and Informational Social Influences upon Individual Judgment." The Journal of Abnormal and Social Psychology 5 1: 629-636.

Festinger, L. 1954. "A Theory of Social Comparison Processes." Human Relations 7: 117-140.

Germer, C., and K. Neff. 2013. "Self-Compassion in Clinical Practice." Journal of Clinical Psychology: In Session 69: 1-12.

Gilbert, P., and J. Miles. 2000. "Sensitivity to Social Put-Down: Its Relationship to Perceptions of Social Rank, Shame, Social Anxiety, Depression, Anger and Self-Other Blame." Personality and Individual Differences 29: 757-774.

Gooding, D. C. 2004. "Envisioning Explanations—the Art in Science." Interdisciplinary Science Reviews 29: 278–294.

Hayes, S. C., D. Barnes-Holmes, and B. Roche. 2001. Relational Frame Theory: A Post-Skinnerian Account of Human Language and Cognition. New York: Kluwer/Plenum.

Kabat-Zinn, J. 1994. Wherever You Go, There You Are: Mindfulness Meditation in Everyday Life. New York: Hyperion.

Löw, C. A., H. Schauenburg, and U. Dinger. 2020. "Self-Criticism and Psychotherapy Outcome: A Systematic Review and Meta-analysis." Clinical Psychology Review 75: 101808.

Morgan, T. J., and K. N. Laland. 2012. "The Biological Bases of Conformity." Frontiers in Neuroscience 6: 87.

Naragon-Gainey, K., and D. Watson. 2012. "Personality, Structure." In Encyclopedia of Human Behavior, 2nd ed., edited by V. S. Ramachandran, 90–95. London: Elsevier.

Newall, N. E., J. G. Chipperfield, L. M. Daniels, S. Hladkyj, and R. P. Perry. 2009. "Regret in Later Life: Exploring Relationships Between Regret Frequency, Secondary Interpretive Control Beliefs, and Health in Older Individuals." International Journal of Aging and Human Development 68: 261–88.

Shahar, B., E. R. Carlin, D. E. Engle, J. Hegde, O. Szepsenwol, and H. Arkowitz. 2011. "A Pilot Investigation of Emotion-Focused Two-Chair Dialogue Intervention for Self-Criticism." Clinical Psychology and Psychotherapy 19: 496–507.

Sheldon, K., and S. Lyubomirsky. 2006. "How to Increase and Sustain Positive Emotion: The Effects of Expressing Gratitude and Visualizing Best Possible Selves." The Journal of Positive Psychology 1: 73–82.

Skinner, B. F. 1938. The Behavior of Organisms: An Experimental Analysis. New York: Appleton-Century-Crofts.

Walker, P. 2013. Complex PTSD: From Surviving to Thriving: A Guide and Map for Recovering from Childhood Trauma. Lafayette, CA: Azure Coyote.

Wills, T. A. 1981. "Downward Comparison Principles in Social Psychology." Psychological Bulletin 90: 245–271.

숀 코스텔로 훌리 Shawn Costello Whooley 박사는 메릴랜드주 볼티모어에서 개인 상담실을 운영하는 심리학자이자 행동 변화 코치이며, 동료 심사를 거친 수용 전념 치료(ACT) 전문가이다. 또한 볼티모어 재향 군인 의료 센터의 트라우마 회복 프로그램에서 전임 심리학자로도 활동하고 있다. 코스텔로 훌리 박사는 불안, 트라우마, 대인 관계 문제를 위한 근거 기반 치료를 전문으로 다룬다. 코칭과 트레이닝 실습 기관인 Stillpoint Journeys의 창립자이기도 한 그녀는 장기 하이킹, 승마, 항해 여행 등을 통해 행동 변화 작업을 상담실 밖인 삶의 현장으로 확장하여 ACT 과정을 현실에서 경험하는 데 집중하고 있다. 숀은 전 세계적으로, 그리고 학문 현장에서 ACT와 맥락적 행동 과학(CBS) 훈련을 진행하고 있다.

홀리 예이츠 Holly Yates는 석사 학위를 가진 임상 상담사로, 2004년부터 노스캐롤라이나에서 개인 상담실을 운영하고 있다. 기능 분석 심리 치료(FAP), ACT, 그리고 변증법적 행동 치료(DBT) 훈련을 받은 그녀는 맥락적 행동 과학 학회(ACBS)가 후원하는 온라인 ACT 동료 인터비전 그룹의 창립 간사이며, 워싱턴 대학교 인증 FAP 트레이너이기도 하다. 2016년부터 ACBS 세계 컨퍼런스에서 FAP와 ACT 발표를 해 왔으며, 국내외에서 훈련을 진행하고 있다. 또한 2021년 ACBS 브라질 컨퍼런스에서 기조연설자로 초청되었고, 다가오는 ACBS 세계 컨퍼런스에서는 아르헨티나에서 출간될 예정인 FAP와 부부 상담 챕터의 공저자로 참여했다. 예이츠는 ACL 글로벌 프로젝트의 이사회 구성원이자, 기능 분석 심리 치료 국제 인증 위원회(FAP/CEP)의 구성원으로 활동하고 있다.

서문을 쓴 **메이비스 차이**Mavis Tsai 박사는 임상 심리학자이자, 워싱턴 대학교 사회 유대 과학 센터의 선임 연구원으로, FAP의 공동 창립자이다.

부가 자료 다운로드 안내

이 책을 활용하는 데 도움이 되는 추가 워크시트와 오디오 가이드를 시원북스 웹 사이트(https://siwonbooks.com/adddata)에서 무료로 다운받으실 수 있습니다.

위의 URL을 방문하시거나, 검색 엔진에 '시원북스'를 검색하셔서 시원북스 사이트에 접속하신 후, [도서] > [시원북스] > [자료실] > [부가 자료 다운] 경로로 들어가시면 《자기비판 극복을 위한 마음챙김 수업》 부가 자료'가 있습니다. 게시글 제목을 누르신 후, PDF 형식의 워크시트와 MP3 형식의 오디오 가이드를 다운받으셔서 이 책의 활용도를 높여 보세요.

자기비판 극복을 위한
마음챙김 수업

초판 1쇄 발행 2025년 9월 30일

지은이 숀 코스텔로 홀리 · 홀리 예이츠
옮긴이 성세희
펴낸곳 ㈜에스제이더블유인터내셔널
펴낸이 양홍걸 이시원

홈페이지 siwonbooks.com
블로그 · 인스타 · 페이스북 siwonbooks
주소 서울시 영등포구 영신로 166 시원스쿨
구입 문의 02)2014-8151
고객센터 02)6409-0878

ISBN 979-11-7550-011-2 03190

이 책은 저작권법에 따라 보호받는 저작물이므로 무단복제와 무단전재를 금합니다.
이 책 내용의 전부 또는 일부를 이용하려면 반드시 저작권자와
㈜에스제이더블유인터내셔널의 서면 동의를 받아야 합니다.

시원북스는 ㈜에스제이더블유인터내셔널의 단행본 브랜드입니다.

독자 여러분의 투고를 기다립니다.
책에 관한 아이디어나 투고를 보내주세요.
siwonbooks@siwonschool.com